La France et ses médecins aux Amériques du XVIe au XIXe siècle

Médecine à travers les siècles

Collection dirigée par le Docteur Xavier Riaud

L'objectif de cette collection est de constituer « une histoire grand public » de la médecine ainsi que de ses acteurs plus ou moins connus, de l'Antiquité à nos jours.
Si elle se veut un hommage à ceux qui ont contribué au progrès de l'humanité, elle ne néglige pas pour autant les zones d'ombre ou les dérives de la science médicale.
C'est en ce sens que – conformément à ce que devrait être l'enseignement de l'histoire –, elle ambitionne une « vision globale » et non partielle ou partiale comme cela est trop souvent le cas.

Dernières parutions

Frédéric Dubrana, *La naissance de la médecine opératoire en Occident. De Hammourabi au concile de Latran*, 2021.
Patrice Pinet, *Les philosophes, la maladie et la médecine de Hegel à Michel Foucault*, 2021.
Patrice Pinet, *Les philosophes, la maladie et la médecine d'Epicure à David Hume*, 2021.
Jacques Vassault, *Contribution à l'histoire de l'asile d'aliénés d'Évreux. Tome III : Les comportements*, 2021.
Michel A. Germain, *La reconstruction du nez. Une longue histoire chirurgicale*, 2021.
Lauriane Baumann, *Étude de soldats de la Première Guerre mondiale inhumés à Spincourt. Estimation du sexe, de l'âge et état bucco-dentaire*, 2021.
Philippe Marre (sous la dir. du président), *L'Académie Nationale de Chirurgie au service de l'histoire. Séances solennelles : articles et conférences*, 2021.
Françoise Guillon-Metz, Mélanie Guérin-Boyer, *Louis XIV un souverain diabétique, ou De Regis Gallicorum re medica*, 2021.
Xavier Riaud, *Petit manuel historique de l'odontologie du sport*, 2021.
Michel A. Germain, *Médecines antiques des Romains et des Germains. Confrontation et analyse*, 2021.
Ali Hamdan, *De la médecine coloniale à la santé communautaire au Sénégal*, 2020.
Geneviève Héry-Arnaud, Dominique Le Nen, *Pierre Le Damany, grand médecin breton. Souvenirs d'un étudiant en médecine, Rennes (1887-1891)*, 2020.
Xavier Riaud, *Carnet de voyage académicien d'un historien de la médecine*, 2020.

Pierre Aubry et Bernard-Alex Gaüzère

La France et ses médecins aux Amériques du XVIe au XIXe siècle

L'Harmattan

5-7, rue de l'Ecole-Polytechnique, 75005 Paris
http://www.editions-harmattan.fr
ISBN : 978-2-343-24777-9
EAN : 9782343247779

Sommaire

INTRODUCTION

Cet ouvrage est le second d'une série de quatre qui retrace le rôle de la France et de ses médecins dans le monde, du XVIe au XIXe siècle. Après avoir traité des *Médecins et expéditions coloniales françaises au XIXe siècle (Afrique noire et Madagascar)*[1], nous abordons ici leur présence aux Amériques du XVIe au XIXe siècle. Deux autres ouvrages viendront compléter cette série : *La France et ses médecins dans les océans Indien et Pacifique du XVIe au XIXe siècle* et *La France et ses médecins en Extrême-Orient du XVIe au XIXe siècle*.

Alors que les expéditions coloniales en Afrique et à Madagascar étaient des expéditions de guerre et de colonisation, les expéditions menées dans les Amériques, ont tout d'abord été des expéditions de découverte et d'exploration. Puis, elles ont rapidement entraîné des guerres sur mer et sur terre entre les puissances européennes, France, Royaume-Uni, Espagne, Portugal ; puis sur terre contre les populations indigènes. Ces expéditions ont eu pour conséquence aux Amériques et en particulier aux Antilles, le massacre des Amérindiens, l'esclavage des Noirs africains et des guerres, comme à Saint-Domingue en 1801-1802.

Au cours des siècles, au cours de ces expéditions, en mer et à terre, les médecins, chirurgiens et apothicaires ont apporté leurs connaissances médicales, bien que très limitées en ce qui concerne les traitements. En effet, la quinine était alors le seul médicament actif contre le paludisme.

Plusieurs personnels de santé ont participé à la médecine navale et coloniale française du XVIe au XIXe siècle : des chirurgiens des galères aux médecins des colonies qui étaient également géologues, anthropologues, botanistes, ornithologies, photographes.

Les Amériques ont été découvertes par Christophe Colomb (1451-1506), un navigateur génois au service de la Reine Isabelle de Castille

---

[1] Aubry P, Gaüzère B-A. *Médecins et expéditions coloniales françaises au XIXe siècle (Afrique noire et Madagascar).* L'Harmattan 2020, 198 pages. IBSN : 978-2-343-19364-9

(1451-1504) et de son mari Ferdinand d'Aragon (1452-1516), roi d'Espagne. Entre 1492 et 1504, Christophe Colomb avait accompli quatre voyages. Parti le 3 août 1492 d'Espagne pour aller aux Indes orientales par l'océan Atlantique, il découvrit le 12 octobre 1492 un îlot qu'il nomma San Salvador ; puis le 26 octobre une grande île qu'il nomma Juana (Cuba), pensant avoir atteint les Indes orientales.

Il mena une deuxième expédition de 1493 à 1496 et découvrit alors les petites Antilles. Puis, il repartit pour un troisième voyage de 1498 à 1500, toucha pour la première fois le continent américain et débarqua sur la côte du Venezuela actuel. Son quatrième et dernier voyage, de 1502 à 1504, le mena à Saint-Domingue, puis il navigua le long des côtes du nord de l'Amérique du Sud, du Venezuela au Costa-Rica actuels, dans la Mer des Caraïbes. Christophe Colomb a donc découvert les Antilles et le nord de l'Amérique du Sud.

Mais, c'est Giovanni de Verrazano (1485-1528), un Italien au service de François Ier (1494-1547), roi de France, qui effectua en 1524 la reconnaissance des côtes de l'Amérique du Nord[2].

[2] Bonnichon Ph. Première section. Les Amériques. Présences françaises outre-mer (XVIe-XXIe siècles*). Tome I. Histoire : périodes et continents. ASOM – Karthala*, 2012, pp. 49-140.

MÉDECINS ET CHIRURGIENS FRANÇAIS DU XVIᴱ AU XIXᴱ SIÈCLE

Les chirurgiens des galères

L'histoire de la médecine navale française remonte aux structures hospitalières des galères de Marseille en 1640 avec l'hôpital situé à l'intérieur de l'arsenal des 40 galères, au fond du Vieux Port, le jardin botanique et l'école d'anatomie.
Le chirurgien des galères était un fonctionnaire nommé au concours pour sa vie entière dans un corps très restreint. C'est ainsi qu'en 1707, on ne comptait que 44 chirurgiens pour 9 000 forçats.
Le chirurgien des galères ne naviguait que six mois par an pendant l'été, restait à terre pendant l'hiver et pouvait alors se livrer à la pratique de la médecine civile.
Après la suppression des galères en 1748, le corps des galères a été réuni à celui de la marine, la « chiourme[3] » de Marseille étant répartie dans les trois grands ports : Toulon, Brest et Rochefort.

Les chirurgiens navigans

À la différence des chirurgiens des galères, les chirurgiens « *navigans*[4] étaient des personnels contractuels et temporaires, souvent recrutés sans titre, ni examen, ni concours. Jeunes et volontaires, ils apprenaient leur métier en mer et naviguaient en général une dizaine d'années. Ils étaient totalement « marins » et vivaient avec l'équipage. *« De nombreux capitaines, s'ils embarquent un chirurgien, préfèrent un ignorant dans son art pourvu qu'il ait déjà navigué et qu'il puisse aider à la manœuvre, à celui qui est en état de traiter les malades et n'a point encore navigué »* écrivait G. Mauran, maître-ès-arts et en chirurgie, en 1766, dans son ouvrage « *Essai sur les maladies qui*

[3] Chiourme (italien *ciurma*, du bas latin *celeusma*, signifiant *commandement*) : ensemble des rameurs d'une galère ou condamnés réunis dans un bagne. Esclaves et condamnés enchaînés dans la cale, devaient ramer en rythme. Les chiourmes désignaient les chants accompagnés de coups de tambour. Les galériens étaient sous la coupe d'un gardien, le garde-chiourme, terme utilisé de nos jours pour qualifier un surveillant ou un supérieur très autoritaire.
[4] Kernéis J-P. Histoire de la médecine navale à travers les chirurgiens *navigans*. In *Histoire de la Médecine, de la Pharmacie, de l'Art dentaire et de l'Art vétérinaire*. Tome VIII. Albin Michel, Laffont, Tchou, 1980, pp. 214-239.

attaquent le plus souvent les gens de mer». Le nombre des chirurgiens *navigans* s'accrut considérablement après les découvertes de Christophe Colomb (1451-1506), de Vasco de Gama (1460-1524) et de Fernand de Magellan (1480-1521). Ils furent bientôt une multitude, ce qui explique qu'ils sont pour la plupart des « *oubliés de l'histoire* ». Du service de santé de la Compagnie française des Indes orientales, n'ont été retenus que les noms de Jean Guillaume Chifoliau (1716-1799) un Malouin qui navigua de 1738 à 1748 avant de s'installer à Saint-Malo où il exerça pendant cinquante ans, et de Jean-Baptiste Bernard (1708-1787) qui navigua de 1746 à 1757 avant de s'installer à Carpentras où il exerça pendant trente ans.

La piètre formation, voire l'absence de formation des chirurgiens *navigans*, donna lieu à des tentatives plus ou moins éphémères d'organisation d'un enseignement, comme ce fut le cas à l'Hôtel-Dieu de Marseille en 1728.

Le Corps de santé naval : la marine militaire

La présence de chirurgiens embarqués sur les vaisseaux du roi pour les longues traversées n'est mentionnée qu'à partir du milieu du XVIIe siècle. Richelieu (1585-1642) fut l'initiateur du « *Règlement sur le fait de la marine* » de 1631 qui créa des commissaires en charge du service de santé - les futurs intendants - « *qui ordonnent à l'entretien des navires, du matériel et des équipages* ». L'ordonnance de 1642 prescrivait aux capitaines des vaisseaux au service du roi pouvant accueillir malades et blessés, d'embarquer *« un très bon chirurgien pour le service des équipages »*. Il s'agissait là de chirurgiens *« formés sur le tas »*, de chirurgiens *navigans* rémunérés par le roi.

L'ordonnance du 15 avril 1689, initiée par Colbert (1619-1683), fut soumise à Louis XIV (1638-1715) par le fils de Colbert, le marquis de Seignelay (1651-1690). L'ordonnance pour « *les armées navales et arcenaux de marine*[5] » définissait en vingt-trois livres l'organisation et le fonctionnement de la marine militaire. Le livre vingtième traitait « *Des hospitaux des armées navales et dans les ports, comme aussi*

[5] *Arcenaux* (en vieux français) : centre de construction, de réparation et d'armement des navires de guerres. Dépôt d'armes et de munitions.

des séminaires établis pour leur direction et pour celles des aumôniers des vaisseaux ».

À l'époque[6], la marine entretenait trois sortes de « personnels de santé » : les médecins, les chirurgiens et les apothicaires[7]. Issus des facultés de médecine, les médecins étaient titulaires d'un doctorat en médecine. Ils restaient à terre sous l'autorité directe de l'intendant du port. À eux seuls s'ouvrait le privilège de l'enseignement. Les chirurgiens qui étaient soumis aux médecins, apprenaient leur métier en pratiquant aux côtés d'un confrère plus expérimenté. Ils étaient seuls embarqués. À bord, ils relevaient de l'autorité du commandant. Il en était de même pour les apothicaires, dont la dépendance à l'égard des médecins était totale. Selon la taille des navires, les chirurgiens étaient en nombre variable. Sur un vaisseau de premier rang (vaisseau de plus de 1 400 tonneaux[8] qui était le plus souvent le navire amiral), étaient embarqués un chirurgien major, un deuxième chirurgien, un aide chirurgien. Sur une frégate de 400 tonneaux, n'était embarqué qu'un seul chirurgien.

Bien qu'ils soient soumis à des examens afin « *qu'il en soit reçu que de capables des fonctions auxquelles ils sont destinés* », la formation des chirurgiens était jugée insuffisante par les états-majors. Un intendant de la marine du port de Rochefort, Michel Begon (1638-1710), remarqua un jeune médecin de trente ans, docteur de la faculté de Toulouse, Jean Cochon-Dupuy (1674-1757) installé à La Rochelle. Il lui proposa en 1704 un poste de médecin de la Marine à Rochefort. En 1715, Cochon-Dupuy, réalisant le niveau médiocre des chirurgiens embarqués, proposa que les hôpitaux de la marine deviennent à la fois des « asiles » pour malades et des écoles pour les jeunes chirurgiens « *où ils pourraient s'instruire non seulement sur l'anatomie et les opérations de chirurgie, mais encore acquérir des connaissances sur les maladies internes et sur la composition des remèdes et sur les*

[6] Brisou B. Trois cent ans de médecine navale du grand siècle à nos jours. *Médecine et Armées,* 2008, 36, 507-515.

[7] Burnat T, Chaulet J-F, Chambonnet F, Ceppa F, Renard C. « De l'apothicaire au pharmacien des armées ». *Médecine et Armées*, 2008, 38, 475-486.

[8] Tonneau : unité internationale de jauge maritime chiffrant les capacités intérieures d'un navire qui vaut cent pieds cubes, soit un peu moins de trois mètres cubes. Le nom provient du type du tonneau ou barrique en bois qui était couramment utilisé dans la marine à voile.

doses auxquelles on les administre. Il ne suffit pas, en effet, aux chirurgiens-majors des vaisseaux de savoir la pure chirurgie, puisqu'ils sont obligés de servir aussi comme médecins et comme apothicaires ».

C'est ainsi que l'inauguration de l'École de médecine navale de Rochefort[9] eut lieu en février 1722. Une fois admis, les élèves étaient répartis en trois catégories : les jeunes chirurgiens qui avaient déjà été embarqués, les « élèves » et les « surnuméraires » qui étaient des auditeurs libres. Dans l'esprit de Cochon-Dupuy, l'École[10] devait non seulement former des chirurgiens de Marine, mais aussi des chirurgiens civils destinés à exercer dans les villages ou dans les bourgs. L'École de médecine navale de Rochefort a servi de modèle à celles de Toulon et de Brest, créées respectivement en 1725 et 1731.

Les chirurgiens étaient soit des chirurgiens dits « entretenus » issus des écoles de chirurgie, soit des chirurgiens auxiliaires, suppléants temporaires. Il existait alors trois classes d'entretenus qui étaient titulaires et permanents. Venaient dans l'ordre croissant des grades : les chirurgiens de troisième classe, ceux de deuxième classe et ceux de première classe. De fait, il y avait peu de chirurgiens entretenus, d'où la nécessité pour la Marine d'engager des auxiliaires, payés seulement pendant la durée de leur service et exposés à être licenciés de retour à terre. Chirurgiens entretenus et auxiliaires étaient donc par vocation « tournés vers les colonies ».

Au sein des trois écoles de chirurgie, l'enseignement se voulait très pratique et fort complet, dispensé dans les Hôpitaux de la Marine[11], dont le service était également réglé par l'ordonnance de 1689. L'enseignement s'adressait particulièrement aux futurs chirurgiens embarqués et comprenait l'anatomie, la chirurgie, la médecine, la thérapeutique, la botanique et la pharmacie. Les principales maladies contractées à bord ou lors des escales étaient enseignées. Tout particulièrement par ordre de gravité et de prévalence : le scorbut, la

---

[9] Mériau J. L'École de Médecine Navale de Rochefort. *Bulletin de l'Association amicale Santé Navale et d'Outre-Mer* 1997 ; 77 : 33- 38.

[10] Sardet M. L'École de chirurgie du port de Rochefort 1722-1789 : un modèle sous l'ancien régime (1722-1789). *Service Historique de la Défense,* Paris, 2000.

[11] Pluchon P. *Histoire des médecins et Pharmaciens de la Marine et des Colonies.* 1985, Éditions Privat, 14 rue des Arts, 31 068 Toulouse Cedex.

« fièvre des vaisseaux » autrement dit le typhus ; le « mal de Siam » ou fièvre jaune, mal nommé car ne sévissant qu'en Amérique et en Afrique ; le paludisme ; la dysenterie ; la gale ; la syphilis et la blennorragie. Sans surprise, la traumatologie représentait une part importante de la formation de base et de l'activité des chirurgiens.

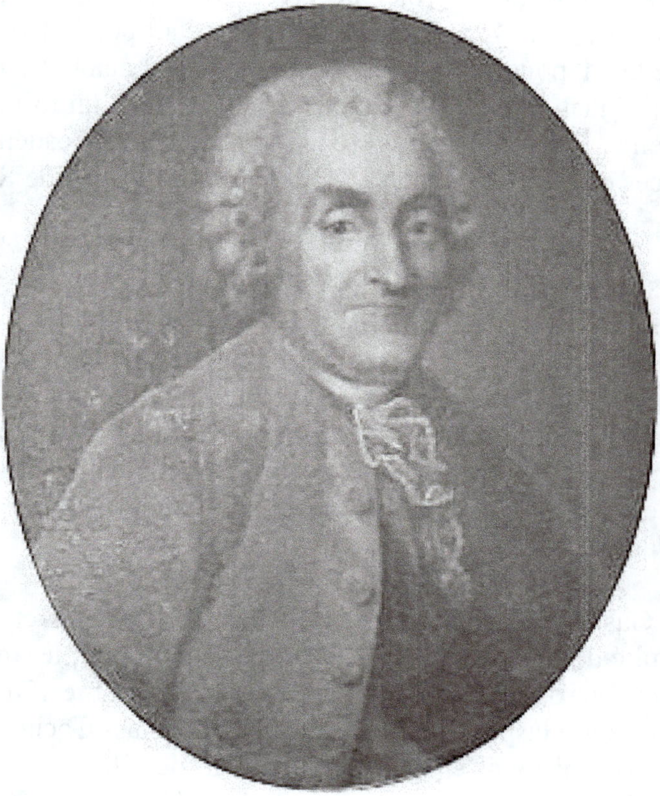

Figure 1 : Jean Cochon-Dupuy

Jean Cochon-Dupuy[12] (1674-1757) fut le fondateur de l'École de chirurgie de Rochefort.

Il naquit à Niort le 11 avril 1674, fils d'un médecin originaire de La Rochelle, devenu maire de Niort. Après ses études à la faculté de médecine de Toulouse, docteur en médecine, il s'installa à La Rochelle comme médecin ordinaire du roi. Il se fit rapidement une

[12] Brisou B, Sardet M. *Dictionnaire des médecins, chirurgiens et pharmaciens de la Marine. Op.cit.* pp. 197-200.

solide réputation. À l'initiative de Philippe Le Valois, marquis de Villette-Mursay (1632-1707), lieutenant général des armées navales commandant la marine à Rochefort, et de l'intendant Michel Begon, il fut nommé en 1704 second médecin à Rochefort, puis premier médecin en 1712. Réalisant le niveau médiocre des chirurgiens embarqués, il conçut le projet de créer une École de chirurgie qui ouvrit ses portes en 1722. L'enseignement y était polyvalent. Cochon-Dupuy rédigea pour les élèves des cours, des manuels, des livres portant sur l'anatomie, les opérations de chirurgie et un formulaire des médicaments. Il fut élu membre correspondant de l'Académie royale des sciences en 1726 et créa en 1741 le jardin botanique de Rochefort.

En 1745, l'escadre de François de Signier, dit le Bailli[13] de Piosin (1674-1751) arriva de Louisbourg en Acadie avec une épidémie de fièvre jaune à bord. Cochon-Dupuy n'y put rien malgré son savoir-faire. L'hôpital perdit 150 chirurgiens, apothicaires et aumôniers, alors que la ville de Rochefort compta 3 000 victimes. Louis XV (1710-1774) lui fit remettre en 1753 des lettres de noblesse, enregistrées en 1755, en remerciement de son inlassable dévouement au service de l'École de médecine navale de Rochefort. Il mourut le 10 novembre 1757, à l'âge de 83 ans.

Son fils, Gaspard Cochon-Dupuy (1710-1788), docteur en médecine de la Faculté de Paris, succéda à son père comme premier médecin du port et directeur de l'École de chirurgie, le 1er décembre 1757.
Un cousin de Gaspard, Pierre Jacques Thomas Cochon-Duvivier (1731-1813), qui avait été élève de l'École de Chirurgie de 1747 à 1749, devint le troisième directeur de l'École de chirurgie de Rochefort en 1788. Auparavant, il avait connu une longue période d'embarquements qui l'avait conduit en Inde, en Afrique, aux Antilles, en Louisiane et au Canada. Ainsi, trois membres de la famille Cochon se succédèrent à la tête de l'École de Chirurgie de Rochefort[14] au XVIIIe siècle.

---

[13] Un bailli est le représentant d'une autorité sur un territoire. Baillis et sénéchaux étaient, en France, des officiers royaux exerçant par délégation les pouvoirs de justice et militaires sur une province du royaume.
[14] Louis F. *Devoirs de Mémoire*. Édition Association Ceux du Pharo, 2018, pp. 99-101.

Bien que médecins et chirurgiens de l'armée de terre n'étaient pas admis à naviguer, ils firent partie des expéditions guerrières aux Amériques, en particulier à Saint-Domingue et au Mexique[15]. Le corps des médecins et chirurgiens de l'armée de terre avait été organisé en 1708 par Louis XIV.

Les médecins, chirurgiens et apothicaires du Roi aux colonies

C'est parmi les plus titrés des médecins, détenteurs du doctorat en médecine des Facultés de Montpellier ou de Paris, que le roi choisissait ceux qui avaient l'honneur d'être « médecins du Roi ». Le premier d'entre eux était à la cour avec le titre de « Premier médecin du Roi ». Pierre Chirac (1650-1732), de la Faculté de médecine de Montpellier, devint « Premier médecin du Roi » sous Louis XV en 1731, après avoir été appelé par l'intendant Begon à Rochefort en 1684 comme premier médecin de la Marine pour combattre les « fièvres pestilentielles ». C'est Louis XIV qui avait voulu que les médecins du Roi ne soient pas uniquement attachés à sa personne, mais qu'un certain nombre d'entre eux soient détachés comme « *ambassadeurs ès-médecine* » hors du palais royal, tout en étant sous la tutelle du « Premier médecin du Roi ». Sous Louis XVI (1754-1789), la « *Société Royale de médecine* » réunissait dans les provinces et aux colonies environ 150 « correspondants », tous médecins du Roi, élevés par lui à cette fonction[16].

Pour briguer la charge de médecin du Roi, le demandeur devait se soumettre à une procédure très stricte. Il devait d'abord se faire délivrer « *une lettre de recommandation* » par un personnage haut placé. La lettre était soumise au secrétaire d'État à la Maison du Roi qui, s'il retenait la candidature, en référait au Roi, qui décidait alors, ou non, de délivrer au demandeur un brevet de médecin du Roi et une « affectation » à la Cour, en province ou aux colonies, dans laquelle étaient précisées les tâches à accomplir par le demandeur.

---

[15] Huard P., Imbault-Huard M-J. Histoire de la médecine militaire. In *Histoire de la Médecine, de la Pharmacie, de l'Art dentaire et de l'Art vétérinaire*. Tome VIII. Albin Michel, Laffont, Tchou, 1980, pp. 177-213.

[16] Brisou B, Sardet M. *Dictionnaire des médecins, chirurgiens et pharmaciens de la Marine*. *Op.cit.* p. 188.

Le service aux colonies consistait *« à visiter les malades des hôpitaux militaires, à certifier l'état de santé des soldats et des officiers malades, à assister aux réceptions des chirurgiens, des apothicaires et des sages-femmes, à vérifier les lettres de médecins qui veulent être autorisés à exercer leur profession et constater leurs capacités, à visiter les navires négriers pour empêcher l'introduction de maladies contagieuses, à visiter les pharmacies, à régler les mémoires et les comptes des médecins et des chirurgiens, à faire des procès-verbaux et les rapports en justice »*.

Les médecins du Roi étaient rémunérés par le roi, mais certains ne percevaient aucun salaire, et ceux qui en percevaient ne pouvaient vivre avec leurs seuls appointements et étaient alors amenés à ouvrir une clientèle privée. Les médecins, chirurgiens, apothicaires, sages-femmes, matrones étaient sous le contrôle du médecin du Roi.

Dans les colonies[17], la fonction de chirurgien-major a été créée par ordonnance royale du 23 août 1723. Les chirurgiens-majors ou chirurgiens du Roi *« sont chargés de traiter les troupes dans les hôpitaux, ils visitent les négriers avec les médecins du Roi, ils sont seuls chargés de la visite des prisons, ils président les réceptions des chirurgiens, ils assistent à celles des apothicaires et des sages-femmes, ils sont appelés avec les médecins pour donner les rapports de justice, ils délivrent avec eux les certificats de santé aux soldats et aux officiers du Roi »*. Les chirurgiens du Roi avaient un bon niveau professionnel, même si tous n'étaient pas maîtres en chirurgie. Ils se distinguaient des chirurgiens ordinaires (anciens barbiers-chirurgiens), dont les chirurgiens « de levée » recrutés sur place ou en métropole pour servir dans les compagnies commerciales ou les plantations.

Quant aux apothicaires du Roi, ils étaient très peu nombreux, la distribution des médicaments étant assurée par les chirurgiens. Les médecins, chirurgiens et apothicaires du Roi faisaient fonctionner les hôpitaux des colonies, sauf ceux qui étaient gérés par un ordre religieux : Pères de la Charité, Sœurs de la Charité[18], ou par des particuliers.

---

[17] Le Bras J. Périnatalité de la médecine française aux colonies (XVIe et XVIIe siècles). *Bulletin de l'Association Amicale Santé Navale et d'Outre-Mer (ASNOM)* 2018, 137, 41-47 ; 2019, 138, 32-38 ; 2019, 139, 50-56.

[18] Le Bras J. XVIII siècle : chirurgiens, médecins du Roi et sœurs hospitalières dans

Les chirurgiens des plantations

Les « chirurgiens de plantation » étaient des chirurgiens engagés par les planteurs qui leur payaient le voyage et leur dotation en instruments et médicaments, afin de prodiguer leurs soins aux esclaves. Ils étaient très nombreux, en particulier à Saint-Domingue : environ 600 à 800 en 1791, pour 26 médecins et 291 chirurgiens du Roi. Leurs compétences étaient incertaines. Lorsque survinrent les épidémies, leur ignorance leur fit attribuer les pics de mortalité à la sorcellerie ou aux empoisonnements. Chaque habitation de plus de 20 esclaves, devait, selon l'ordonnance royale du 15 octobre 1786, posséder une case servant d'hôpital tenue par un chirurgien de plantation. Il revenait aux chirurgiens du Roi présents dans la colonie, de valider les compétences de leurs confrères chirurgiens des plantations. D'une manière générale, leur niveau professionnel était faible : *« ils saignent et purgent Blancs et Noirs, traitent toutes les affections avec plus ou moins de bonheur, ne craignent pas d'utiliser les instruments les plus redoutables avec un talent variable ».*

Le Corps de santé des colonies et des pays de protectorat

Tandis qu'augmentaient les colonies de la France en Afrique et en Asie, un « corps de santé des colonies et des pays du protectorat[19] » fut créé par le décret du 7 janvier 1890. Ce corps était l'héritier des médecins « coloniaux » de la Marine servant dans les colonies et des médecins, chirurgiens et apothicaires du Roi en poste dans les colonies[20]. La création de ce corps a été contemporaine de l'ouverture de l'École principale de médecine navale et coloniale de Bordeaux, placée sous l'autorité académique de la Faculté de médecine de Bordeaux par le décret du 22 juillet 1890. Édouard Barbey (1831-1905), ancien officier de marine, ministre de la Marine, fut le maître d'œuvre de cette création avec Jean-Baptiste Laurent Féraud, dit Bérenger Féraud (1832-1900), inspecteur général du service de santé

---

l'éphémère colonie française de la Louisiane. *Bulletin de l'Association Santé Navale et Outre-mer* 2020 ; 140 : 37-42.

[19] Brisou B. J-B. Laurent dit Féraud – chirurgien de la marine – une affaire de patronyme. *Bulletin de l'Association amicale Santé Navale et d'outre-Mer* 1995 ; 75 :32-39.

[20] Pluchon P. *Histoire des médecins et Pharmaciens de la Marine et des Colonies. Op.cit.* pp. 362-367.

de la Marine. Les médecins « coloniaux » étant dans l'obligation d'obtenir le diplôme de docteur en médecine, les Anciens, trop souvent appelés à leurs tours de service dans la Marine et dans les Colonies, furent « obligés » de passer leur thèse au cours d'un séjour en métropole à Montpellier, à Paris ou à Bordeaux. Le Corps de santé des Colonies fut organisé de façon définitive en 1903 et prit le nom de Corps de Santé des Troupes coloniales. En 1905, s'ouvrit à Marseille l'École d'Application du Service de Santé des Troupes Coloniales dite « École du Pharo ». En 1925, fut créée une section coloniale de l'École de santé militaire de Lyon qui perdura jusqu'en 1956.

Sur mer, pendant la traversée des océans Atlantique, Indien et Pacifique, les marins et les futurs colons étaient atteints par les deux grandes affections sévissant à bord des vaisseaux : le scorbut de mer et le typhus ou fièvre des vaisseaux. En l'absence de traitement efficace, les médecins et chirurgiens se tournèrent vers la prévention et s'intéressèrent à l'hygiène.

Aux escales, c'est l'alcoolisme et les maladies vénériennes qui faisaient des ravages. À terre, les colons et les militaires étaient encore atteints par le scorbut dit « scorbut de terre », et par les maladies endémo-épidémiques qui étaient en outre-mer sous toutes les latitudes, le paludisme, et aux Amériques la fièvre jaune.

Le paludisme était connu depuis la plus haute Antiquité, mais il fallut attendre la fin du XVIIe siècle pour que commence l'utilisation du quinquina dans le traitement du paludisme. Quant aux premières descriptions de la fièvre jaune, elles datent de 1635, mais on pense que lors de la deuxième expédition de Christophe Colomb en 1493, une épidémie de fièvre jaune sévissait déjà à Saint-Domingue. La découverte du rôle transmetteur du moustique, en 1882, fut fondamentale dans la prévention de la fièvre jaune.

Les médecins, mais aussi les chirurgiens et les apothicaires, étaient pour la plupart des botanistes, avant d'être des soignants. La botanique constituait à l'époque une part importante du cursus de la médecine. Les modalités pratiques de l'enseignement de la botanique furent définies dans le Règlement des Écoles de chirurgie du 1er mars 1768.

Les ouvrages de Jean-Marie Pelt[21] et Michel Sardet[22] traitent des médecins naturalistes lors des expéditions en outre-mer.

Les principales maladies tropicales endémo-épidémiques citées dans le texte font l'objet d'un bref rappel historique dans les annexes. Toutes ne sont pas des maladies infectieuses… C'est ainsi que le scorbut - dont on sait depuis le XXe siècle qu'il est provoqué par une carence en vitamine C - faisait planer une menace permanente sur les équipages.

[21] Pelt J-M. *La Cannelle et le Panda*. Librairie Arthème Fayard 1999, 336 p.

[22] Sardet M. *Naturalistes et explorateurs du service de santé de la Marine au XIXe siècle*. Pharmathèmes. 2007, 285 p.

LA FRANCE EN AMÉRIQUE DU SUD

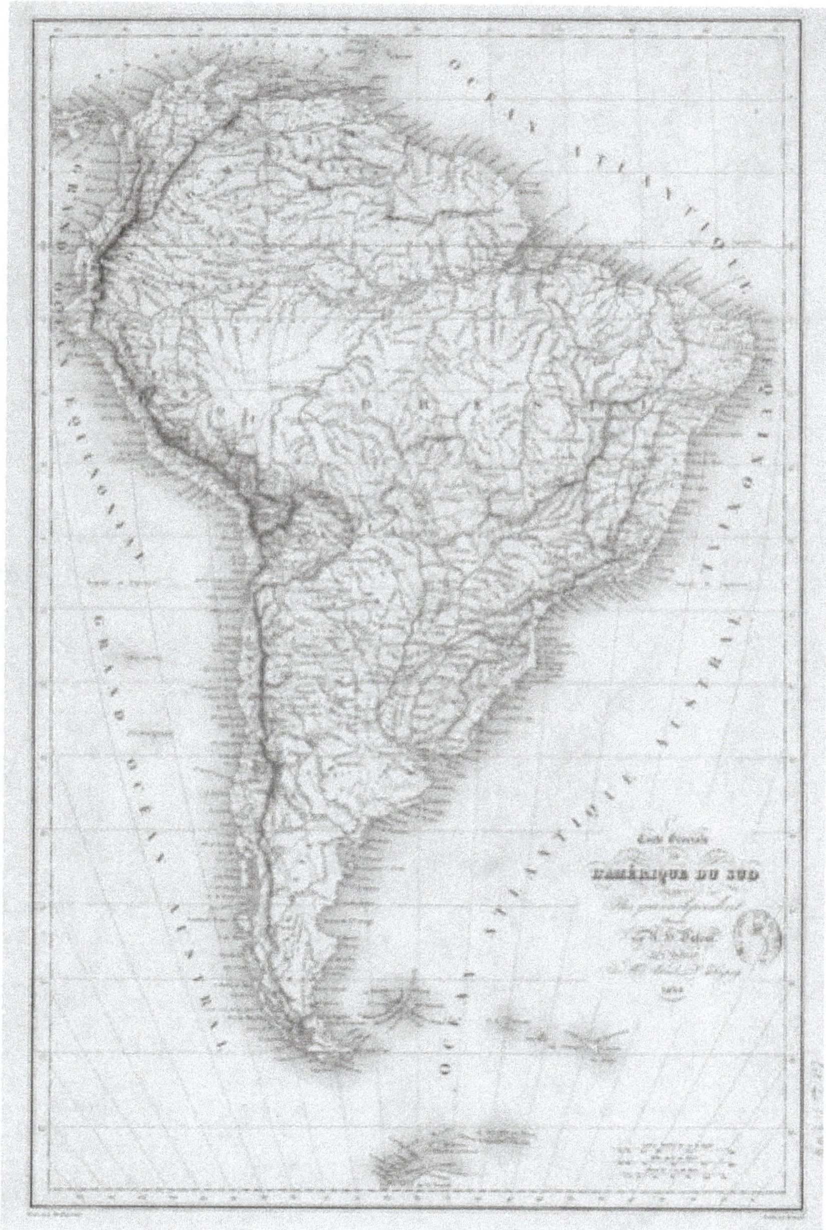

Figure 2 : Carte générale de l'Amérique du Sud

La France au Brésil

La période qui s'étend du XVe au XVIIIe siècle fut celle de la navigation à voile. Le développement de la navigation à vapeur ne date que du début des années 1800. Alors que Basques et Bretons, pêcheurs de baleines, allaient à Terre-Neuve depuis le XVe siècle, ce ne fut que le 6 janvier 1504, que Binot Paulmier, sieur de Gonneville, né à Gonneville-sur-Honfleur en Normandie, ayant quitté la France le 24 juin 1503 pour les Indes orientales, fut poussé vers la côte du Brésil[23]. Le 3 juillet 1504, il s'en revint en France avec un Indien, Essomeric, le fils du chef de la tribu dans laquelle il avait abordé, et « *des peaux, plumes, racines à teindre* [échangées] *contre des quincailleries et autres besongues à petit prix* ». Le récit de cette expédition est dû à Jean Paumier de Courtonne, chanoine de la cathédrale de Lisieux, qui se déclara être l'arrière-petit-fils d'un Indien ramené de France par Binot Paulmier.

La famille de Jean Bicherel, chirurgien de Pont-l'Évêque, a donné des renseignements qui accréditent le voyage du capitaine Binot Paulmier. Jean Bicherel embarqua à Honfleur sur l'*Espoir* sous les ordres de Binot Paulmier de Gonneville. L'*Espoi*r mit 18 jours pour atteindre les Canaries. Le capitaine décida de passer entre l'île de Tenerife et celle de La Gomera aux Canaries, puis de longer les côtes africaines afin de gagner le Cap-Vert. Le 12 septembre 1503, le navire coupait la ligne équatoriale. Le 5 janvier 1504, il arrivait enfin à terre, cette terre nommée aujourd'hui Sao-Francsisco-do-Sul, à l'entrée de la baie de Babitonga au large du Brésil. Jean Bicherel mourut sur le chemin du retour.

Après le voyage pionnier de Gonneville, les Normands, fréquentèrent la côte brésilienne. Mais alors que les Espagnols respectaient le traité de Tordesillas, le roi de France, François 1er (1494-1547), nullement lié par ce traité conclu entre Espagnols et Portugais, tenta de s'implanter au Brésil.

---

[23] Bonnichon Ph. Première section. « Les Amériques. Présences françaises outre-mer (XVIe-XXIe siècles) ». Tome I . *Histoire : périodes et continents. ASOM* – Karthala, 2012, pp. 49-140.

Le traité de Tordesillas est un traité établi le 7 juin 1494 à Tordesillas en Castille sous l'égide du pape Alexandre VI (1431-1503) qui partageait le Nouveau Monde entre les deux puissances coloniales émergentes, l'Espagne et le Portugal, en définissant comme ligne de partage un méridien localisé à 370 lieues (1 770 km) à l'ouest des îles du Cap-Vert. En conséquence, ce traité plaçait le Brésil découvert peu de temps après par le navigateur portugais Pedro Alvarez Cabral (1467-1520), sous la souveraineté portugaise et attribuait le reste des Amériques à l'Espagne. Après le voyage du navigateur portugais Fernand de Magellan (1480-1521), le traité de Saragosse de 1529, sous le pape Clément VII (1478-1534), fixa une seconde ligne de partage dans le Pacifique.

En 1527, le voyage de Giovanni de Verrazano (1485-1528), un Italien au service de François 1er, marqua un tournant. Sur *La Dauphine,* l'un des navires de l'armateur dieppois Jean Ango (1480-1551), Verrazano effectua une longue reconnaissance des côtes de l'Amérique du Nord, depuis l'actuelle Caroline du Nord jusqu'à l'île du Cap-Breton au nord de l'Acadie et de là, jusqu'à Terre-Neuve. Il nomma ces terres nordiques « Francesca », terme bientôt changé en celui de « Nouvelle-France ». Après cette exploration, Verrazano, accompagné de son frère Jérôme, lança trois voyages au Brésil de 1526 à 1529. Si le premier était à destination des Indes orientales qui furent abandonnées faute de pouvoir les atteindre, les deux suivants furent des voyages d'affaires : le Brésil, terre d'escale et aussi de traite et de troc était devenu rentable. Verrazano disparut en 1528 lors d'un voyage dans la mer des Antilles.

Les Normands se montrèrent très actifs, au détriment des Portugais - les premiers sur place - qui les traitèrent comme des pirates. Le Portugal voulait obtenir du roi de France, François 1er que ses sujets arrêtent le commerce du Brésil, mais les Normands protestèrent, disant que leur interdire les côtes brésiliennes serait *« détruire leur navigation et leur existence même »*. Après une pause à la fin des années 1530, le commerce reprit sous Henri II (1519-1559), roi de France de 1547 à sa mort. C'est en particulier le commerce du bois de teinture rouge du Brésil qui se développa.

Puis, les Français firent le projet d'installation locale de colonies au Brésil sous les règnes d'Henri II et d'Henri III (1551-1589). En 1551, le Havrais, Guillaume Le Testu (1510-1573), mena un voyage d'exploration avec le moine cordelier André Thevet (1516-1590), un barbier-chirurgien botaniste. Il retourna au Brésil en 1555 avec Nicolas Durand de Villegagnon (1510-1571) - vice-amiral de Bretagne - qui présenta à Gaspard de Chatillon Coligny (1519-1572) - amiral de France - un projet de colonisation dans la baie de Guanabara. Tous deux protestants, ils furent considérés par les Portugais comme hérétiques. Villegagnon s'implanta avec tout son équipage dans une île de la baie de Guanabara, où sera fondée la ville de Rio-de-Janeiro[24]. Il consolida sa position en faisant ériger le fort Coligny pour résister à la conquête de ces terres par les Portugais. Villegagnon fit pousser des reconnaissances jusqu'au Rio de la Plata.

Villegagnon sollicita l'aide de Jean Calvin (1509-1564), ignorant l'évolution religieuse radicale de ce dernier. En fait de secours, l'arrivée de cette seconde expédition de calvinistes en 1557 eut surtout pour effet de transformer l'île en champ de batailles théologiques et de précipiter la fin de la colonie. Villegagnon chassa les réformés et s'en retourna en France en 1559 quérir des appuis du côté catholique. Ce fut le prélude, dix ans auparavant, des guerres de religion qui ravagèrent la France pour longtemps. Les Français, installés dans le fort Coligny construit dans la baie de Guanabara, furent attaqués par les Portugais en 1560. Le fort détruit, les survivants se dispersèrent dans les tribus amérindiennes. La France antarctique fut le nom donné, sous Henri II, à l'éphémère colonie française.

Une deuxième tentative de colonisation française fut menée par Daniel de la Touche, seigneur de la Ravardière (1570-1635). L'objectif était d'explorer la baie de l'Oyapock qui marque la frontière entre la Guyane et le Brésil. Ravardière s'installa à l'île de Maranhao et y fonda en 1612 Saint Louis de Maragnan, Saint-Louis du nom de Louis XIII (1601-1643). Il concrétisa le projet d'Henri IV (1553-1610) d'une France équinoxiale. Il était accompagné de Jean Mocquet (1576-1617), apothicaire du Roi. Des colons s'installèrent à Sao Luis où fut construit un fort. Mais, Philippe III d'Espagne et du Portugal (1558-1621) décida de chasser les Français et les troupes

[24] Cette expédition constitue la trame du roman de Jean-Christophe Rufin, « Rouge Brésil », du nom du bois brésil (2001, éditions Gallimard), centré sur ce choc de civilisations : « *Cet instant de la découverte qui contient en germe toutes les passions et tous les malentendus à naître* ».

portugaises attaquèrent le fort en 1614. Ravardière capitula le 4 novembre 1615 et fut enfermé à la tour de Belém à Lisbonne jusqu'en 1620. Ce deuxième échec de la France fut le chant du cygne de la colonisation française au Brésil.

Jean Mocquet[25] (1576-1617)

Né à Meaux en 1576, apothicaire des rois Henri IV (1553-1610) et Louis XIII (1601-1643), Jean Moquet publia en 1617 « *Voyages en Asie, en Afrique, Indes Orientales et Occidentales, entrepris à la gloire de Dieu, honneur de son pays et utilité à ses compatriotes* ». C'est grâce à cet ouvrage, dédié au roi Louis XIII que Jean Moquet nous est connu.

Il y témoigne d'abord de son grand attachement à Henri IV, « *le plus grand roi* », « *le meilleur père qui fut jamais* », dont la mort l'a plongé dans le désarroi et dont l'éloge tient une grande place sous sa plume. Le désir de voyager lui avait fait demander à Henri IV la permission d'aller dans les pays étrangers. L'ayant obtenue, il fut chargé de recueillir des raretés pour le cabinet du roi. Il embarqua le 9 octobre 1601 à Saint-Malo et accomplit au cours des onze années suivantes, cinq voyages : le premier sur la côte occidentale de l'Afrique (retour à Saint-Malo le 1er août 1602) ; le second au Cap-Vert, au Brésil, en Guyane (départ de Cancale le 24 janvier 1604, retour dans le même port le 15 août suivant) ; le troisième au Portugal et au Maroc (départ de Saint-Nazaire le 12 avril 1605, retour au Havre le 17 mars 1606 ; le quatrième au Mozambique et à Goa (retour en 1610) ; le cinquième en Syrie et en Palestine (départ de Marseille le 8 septembre 1611, retour en juillet 1612).

Son voyage en Amérique l'a mené à la rivière des Amazones, à Yacopo. Il écrit : « *les Amazones sont des femmes belliqueuses qui font la guerre à ceux de la terre ferme* »). Puis à la rivière de Cayenne ; à Cumaná au Venezuela et à l'île de Lancelote à l'entrée du Rio de Ouro au Panama.

[25] Jean des Cilleuls. « Les grands voyages de Jean Mocquet, apothicaire et garde du « Cabinet des Singularités » de Louis XIII aux Tuileries ». *Revue d'histoire de la Pharmacie*, 1961, 168, pp.10-17 et 169, pp.78-85.

À partir de ses voyages, il décrivit la terre universelle : « *Pour en venir aux trois continents ou terres-fermes, esquelles toute la terre est séparée par les eaux, la première a été divisée par les Anciens en trois parties, à savoir Europe, Asie, Afrique, toutes d'un tenant. La seconde incogneue aux Anciens et découverte de nos jours par Christophe Colomb en l'an 1492 et par Americo Vespecii*[26] *l'an 1495 est l'Amérique qui pour sa grande étendue est divisée en deux parties, Mexicaine et Peruvienne. La troisième est la Terre Australe ou Magellanique ainsi dite à cause de Fernand Magellan qui le premier la trouva en l'an 1519. On la tient estre très grande, mais la plus part inhabitée et déserte. On l'appelle aussi Terra del Fuego pour la quantité de feu que l'on en voit sortir, ce qui la rend infernale et déshabitée, y ayant force mines de soufre qui causent des feux-là* ».

Chaque fois qu'il revenait de voyage, il montrait au roi les objets singuliers qu'il avait rapportés (minéraux, anneau pénien indien, peau d'iguane, miel d'Afrique en pots d'origine). Il rapporta aussi des singes, des perroquets, et surtout de nombreuses plantes exotiques qui, si elles avaient résisté au voyage, étaient replantées dans le jardin du Louvre. Il introduisit en France le goût de la botanique exotique. « *Le roi,* dit-il, *prenait plaisir aux discours que je lui faisais de mes voyages* ». Au retour de son cinquième voyage, après la mort d'Henri IV, il obtint le titre de garde du Cabinet des singularités du roi[27], (ou Cabinet des curiosités) installé au Palais des Tuileries. Il faisait aussi du commerce pour son propre compte. Au retour de son voyage au Maragnan, il rapporta du bois d'aloès qu'il vendit aux apothicaires de plusieurs villes (Tours, Poitiers, Angers, La Rochelle).

Le repos ne lui convenant pas, il résolut, en 1614, de faire le tour du monde. Il partit l'été de cette année-là pour l'Espagne où lui fut refusée l'autorisation de s'embarquer pour l'Amérique. Revenu en France le 15 août 1615, il regagna Paris pour y remplir son emploi et y composer son ouvrage, divisé en six livres enrichis de figures, qui parut en 1617.

---

[26] Americo ou Amerigo Vespucci ou Vespecii (1454-1512) : navigateur italien qui aurait accompli quatre voyages entre 1497 et 1504. Le Nouveau Monde a été dénommé America en son honneur.

[27] Un Cabinet des singularités du Roi était une pièce où étaient exposées des « choses rares, nouvelles, singulières ».

Jean Mocquet fut un voyageur au récit sûr et détaillé. Il a fourni de nombreux détails curieux sur les indigènes et sur l'histoire naturelle de l'Amérique méridionale. À Goa, il rencontra l'explorateur François Pyrard (1578-1623) qui lui raconta beaucoup de particularités sur les Maldives. Son ouvrage connut un grand succès de librairie au XVIIe siècle, puis fut oublié au XVIIIe siècle.

Mais, le Brésil resta fréquenté par les Français au XVIIIe siècle. De l'or y avait été découvert à la fin du XVIIe siècle, suscitant intérêt et convoitise en Europe. Les Français menèrent deux raids de 1710 à 1712. Celui de Jean-François Duclerc (16.. - 1711) - un officier de marine et corsaire français né à la Guadeloupe - fut un échec. Il commandait une petite flotte de six navires et 1 200 hommes pour attaquer Rio de Janeiro en 1710. Le raid fut un désastre, les Portugais ayant été informés de leur arrivée. Quatre-cents Français furent tués et 700 capturés, y compris Duclerc qui fut assassiné en prison à Rio-de-Janeiro le 18 mars 1711. À son tour, le corsaire René Duguay-Trouin (1673-1736) mena un raid qui fut un succès, ramenant une tonne et demie d'or et libérant les prisonniers survivants de raid de Duclerc.

Puis les navires en route vers « la mer du Sud » - comme on nommait alors le Pacifique - vont relâcher au Brésil : Louis-Antoine de Bougainville (1729-1811) à Rio de Janeiro en 1767, Jean-François de La Pérouse (1741-1788) en 1785 à l'île Santa-Catarina, au cours de leurs voyages autour du monde par le Détroit de Magellan.

La France resta présente dans les eaux sud-américaines au XIXe siècle, par les stations navales composées de quelques unités de la Marine disposées dans des zones géographiques jugées stratégiques, qui avaient pour but de préserver les biens des ressortissants français, tout en s'efforçant de ne pas se trouver mêlés aux affaires politiques. Ce fut pourtant le cas en 1838 avec l'affaire du Rio de la Plata en Argentine qui conduisit à de véritables engagements, suite à l'hostilité manifestée envers les étrangers par le président de la Confédération argentine, le général Juan Manuel de Rojas (1793-1877). La France fit le blocus de Buenos-Aires en 1838 et participa aux opérations de guerre entre 1839 et 1851. Il s'agissait à l'origine d'une guerre civile en Uruguay qui se transforma en conflit régional avec l'intervention de l'Argentine de Rojas et du Brésil. Le conflit prit une dimension

internationale lorsque la France, la Grande-Bretagne et l'Italie se joignirent aux combats.
La France fut également présente à la station polaire au cap Horn en 1882-1883 avec l'aviso *La Romanche* commandé par Louis-Ferdinand Martial[28] (1836-1885) et dont le médecin était Paul Daniel Jules Hyades.

Paul Daniel Jules Hyades [29] (1847-1919).

Né le 15 janvier 1847 à Marseille de parents inconnus, il incarne l'une des rares réussites d'un enfant orphelin au XIXe siècle. Aide-médecin le 25 octobre 1867, il embarqua à partir de novembre 1867 sur de nombreux bâtiments de la marine nationale. Il soutint sa thèse de doctorat en médecine le 25 mai 1870, intitulée : *« Des méthodes générales de l'opération de la cataracte et en particulier de l'extraction linéaire composée »*. Puis, il servit en Guadeloupe de juin 1876 à juillet 1878.
Il est connu pour son rôle dans la mission française au cap Horn en 1882-1883. En 1880, les pays européens avaient décidé d'établir des stations polaires afin d'étudier durant une année les phénomènes magnétiques et météorologiques de la terre. L'une des deux stations antarctiques au cap Horn fut alors confiée à la France La mission française fut patronnée par les ministères de la Marine et de l'Instruction publique et placée sous le contrôle scientifique du Muséum d'histoire naturelle et de l'Académie des sciences. Son objectif était de recueillir le maximum d'observations astronomiques, physiques, géologiques, botaniques, zoologiques et ethnographiques.

Commandée par le capitaine de frégate Louis Ferdinand Martial (1836-1885), l'aviso *La Romanche* partit de Cherbourg en juillet 1882 et arriva le 6 septembre à l'île Hoste, située à la pointe australe du continent sud-américain, à une quarantaine de kilomètres au sud-est du cap Horn. La mission se divisa en deux : l'une à terre, constituant le camp de base ; l'autre en mer pour des travaux d'hydrographie sur les côtes de la Terre de Feu, du détroit de Magellan et des îles

[28] Coatalem J-L. Avec les Indiens du bout du monde. Les sept voyages du commandant Martial au cap Horn, 1882-1883. *Aventuriers du Monde. L'Iconoclaste*, Paris, 2003, pp. 78- 85.
[29] Brisou B, Sardet M. *Dictionnaire des médecins, chirurgiens et pharmaciens de la marine. Op.cit.* p. 424.

Malouines. Parmi les hommes débarqués à terre étaient : Paul-Daniel Hyades, médecin, géologue et ethnographe ; Philippe Hahn, médecin, botaniste et géologue, et Jean-Louis Doze, photographe. Ils firent des excursions dans l'île Hoste, explorèrent en baleinière les baies environnantes, escaladèrent en mars 1883 la chaîne des Sebtry-Boxes ou chaîne des Guérites, tout en se livrant durant leurs périples d'importantes recherches sur la flore et la faune.

Chargé des collections d'histoire naturelle, Hyades se passionna pour les Fuégiens, habitants de la Terre de Feu qui n'étaient pas totalement inconnus car une mission protestante avait été fondée à Ushuaia en 1869. Les Fuégiens étaient des pêcheurs nomades et des chasseurs de guanacos (*Lama guanicoe*) qui sont des camélidés sauvages. Leurs contacts avec les Blancs vont entraîner leur disparition : d'une dizaine de milliers lors des premiers contacts, ils n'étaient plus que trois cents en 1882, décimés par les épidémies. Hyades écrit : « *Ils nous apparurent comme les êtres les plus déshérités de l'humanité* ». Il se renseigna sur leurs mœurs et coutumes, apprit deux mille mots d'une langue qui en compterait trente-deux mille, tenta de cerner leur mythologie et leurs rites funéraires. Il obtint « *deux cent dix-huit pièces anthropométriques* » avec des moulages de corps (les cales se remplissent d'Indiens en plâtre), des outils, des ustensiles, des armes, des parures. Tout cela est obtenu par le troc avec les objets du bord : haches, couteaux, biscuits… Et la mission ramena des photographies de ce peuple, destiné à disparaître, qui vivait enduit de graisse de phoque dans un monde battu par les océans. Les scientifiques furent récupérés par *La Romanche* le 3 septembre 1883, et furent de retour à Cherbourg le 11 novembre.

En raison de la mort prématurée de Louis-Ferdinand Martial, en Chine, alors qu'il commandait le croiseur *Champlain*, Hyades coordonna les publications des résultats scientifiques du voyage et présenta le rapport de la mission. De ces publications, retenons : « *Observations sur le système dentaire des Fuégiens* » en 1884 ; « *Une année au cap Horn* », « *Le Tour du Monde* », 1885 ; « *La chasse et la pêche chez les Fuégiens du cap Horn* », « *Revue d'ethnographie* », 1886. Hyades participa également à l'ouvrage collectif « *Mission scientifique du cap-Horn* », publié en sept tomes : Météorologie (1885), Histoire du voyage (1886), Magnétisme terrestre (1886), Géologie (1887), Botanique (1889), Zoologie (1889), et

Anthropologie-ethnographie (1891), en rédigeant le tome IV sur la Géologie et le tome VII sur l'Ethnographie.
Paul Hyades devint membre du Conseil supérieur de santé et directeur de la rédaction des *Archives de médecine navale.* Il fut nommé directeur du service de santé à Brest de janvier 1907 à janvier 1912. Puis il reprit du service pendant la guerre de 1914-1918, menant diverses missions pour le ministère de la Guerre, avant de décéder à Paris le 5 décembre 1919.

Philippe Hahn (1850 - ?), deuxième médecin de la mission, a été sollicité par l'Institut de France pour classer l'importante collection botanique et géologique rapportée.

La France en Guyane

La côte de Guyane fut reconnue par Christophe Colomb, le 5 août 1498 au cours de son troisième voyage, lorsqu'il sur la côte de l'actuel Venezuela. La première tentative d'occupation de la Guyane fut française avec le voyage de Nicolas Guimestre en 1539. Il fut suivi par Gaspard de Sotelle de 1568 à 1573 qui installa cent-vingt familles espagnoles à Cayenne. Des reconnaissances géographiques des côtes furent effectuées par des Anglais et des Hollandais entre 1596 et 1598.

L'histoire de la Guyane française commence avec la Compagnie de Rouen créée en 1633 par Charles Poncet de Brétigny (1610-1644) qui se laissa convaincre de son climat exceptionnel par des explorateurs revenus de la Guyane. Il obtint une concession du roi de France pour cultiver la France équinoxiale, une terre qui avait auparavant connu les expéditions de Daniel de La Touche de La Ravardière en 1604 et 1612, et de Jessé de Forest en 1623-1624. Le 27 novembre 1643, Poncet de Brétigny arriva en Guyane à la tête de 300 hommes et débarqua à l'anse d'Armire, site qui deviendra la ville de Rémire-Montjoly. Il lui fallut deux jours pour longer la côte et choisir une butte avec de la visibilité, le « morne Cépérou », sur l'emplacement actuel de Cayenne, à l'embouchure du fleuve. La butte fut rachetée aux Indiens et devint le fort Cépérou. Puis de Brétigny envoya une expédition au Surinam où la Compagnie de Rouen construisit le premier fort sur la rivière Surinam. En 1645, les expéditions de colonisations décimées se replièrent sur un site proche de Cayenne. Charles Poncet de Brétigny mourut en 1644, tué par un Amérindien non loin de Cayenne.

Le 29 septembre 1652, les seigneurs de la Compagnie de France équinoxiale, fondée après l'échec de la compagnie de Rouen en 1652, tentèrent de s'installer en débarquant avec 800 hommes à la pointe du Mahury. Ils y trouvèrent les survivants de la compagnie de Rouen. Entre 1654 et 1676, la Guyane fut tour à tour hollandaise, française, anglaise, puis de nouveau hollandaise. Les Hollandais, chassés du Pernambouc, situé au centre-est de la région Nordeste du Brésil, y introduisirent la canne à sucre en 1654. C'est alors que les premiers esclaves noirs furent introduits en Guyane.

En 1664, sous l'impulsion de Jean-Baptiste Colbert, une flotte française débarqua et tenta d'implanter une colonie, mais les Anglais attaquèrent les Français en 1667 et prirent possession de Cayenne sans pour autant s'y installer. En 1674 les Français reprirent la ville. Puis deux ans plus tard, le 5 mai 1676, les Hollandais prirent Cayenne à leur tour et tentèrent de démanteler les défenses du fort Cépérou.

Louis XIV dont la souveraineté sur la Guyane était souvent contestée, chargea le vice-amiral du Ponant, le comte Jean II d'Estrées (1624-1707) de reprendre Cayenne, ce qui fut fait le 21 décembre 1676. Les traités d'Utrecht[30] de 1713 entre la France et la Grande-Bretagne amputèrent l'empire colonial français aux Amériques et délimitèrent la frontière entre le Brésil et la Guyane, consacrant le fleuve Oyapock comme frontière entre le Brésil portugais et la Guyane.

En 1763, l'expédition de Kourou tourna à la catastrophe[31]. À l'origine, Jean Antoine Brûletout de Préfontaine (17..-1787) - un ancien officier et colon de Kourou - désirait installer des colons sur le Maroni. Une *camarilla*[32] qui n'avait aucune connaissance pratique des tropiques se saisit du plan qui fut proposé aux ducs Etienne François de Choiseul (1719-1785) - un homme d'État - et César-Gabriel de Choiseul-Praslin (1712-1785) - un militaire - qui l'adoptèrent.

Le chevalier Etienne-François de Turgot (1721-1789) - un militaire - fut nommé gouverneur et le sieur Jean Baptiste Mathieu Thibault de Chanvalon (1723-1788) - un botaniste - fut nommé intendant. La nouvelle colonie devait être peuplée de Blancs, excluant les Noirs. Turgot écrivit à Choiseul : « *Vous serez le premier ministre français qui aura établi une colonie sur des principes solides et raisonnables. La Guyane est la seule possession qui puisse dédommager en partie la France des pertes qu'elle a faites* ». Il faisait référence aux traités d'Utrecht.

---

[30] Les traités d'Utrecht sont deux traités de paix signés en 1713 qui mirent fin à la guerre de Succession d'Espagne. Le premier fut signé le 11 avril entre le royaume de France et le royaume de Grande-Bretagne, et le second le 13 juillet entre l'Espagne et la Grande-Bretagne.

[31] Gainot B. « Marion Godfroy. Kourou 1763 : le dernier rêve de l'Amérique française ». *Annales historiques de la Révolution française* 2013; 371 : 216-218.

[32] Camarilla : groupe de conseillers du prince (connotation péjorative).

Des émigrants, pour la plupart agriculteurs, embarquèrent à Rochefort, à Marseille et au Havre. L'expédition tourna au désastre sanitaire, ce que constata Turgot lorsqu'il y arriva fin 1764. Sur les 10 446 colons qui avaient effectué la traversée, il n'en restait plus que 1 784 en 1765. Un peu moins d'un millier furent rapatriés en catastrophe. Les colons étaient morts de fièvre jaune (voir annexe 1) et de paludisme (annexe 2). Peu de médecins et de chirurgiens étaient présents. Un médecin de marine, Bertrand Bajon[33], était arrivé avec le gouverneur Turgot.

L'échec de cette expédition, commentée de façon virulente par Jean Le Rond d'Alembert (1717-1783) - philosophe et mathématicien - fit scandale et conduisit le Roi à faire punir les responsables. Chanvalon fut arrêté, traduit au Conseil supérieur de Cayenne dès 1765 et emprisonné à la forteresse de Ham, dans la Somme. Turgot fut sauvé par son frère, Anne Robert Jacques de Turgot (1727-1781) qui était secrétaire d'État. On découvrait enfin que la Guyane est une terre malsaine pour l'Européen. Dès lors, la Guyane sera affligée de la désastreuse image de « tombeau de l'homme blanc ».

La mise « sous tutelle » française de la Guyane fut contestée pendant la Révolution française (1789-1799) et les guerres napoléoniennes (1803-1815) par les Anglais et par les Portugais. Néanmoins, les Français y furent de retour en 1817.

En 1855, ce fut la ruée vers l'or avec la découverte des sites aurifères et l'orpaillage anarchique. Le bagne de Cayenne[34], établissement pénitentiaire de travaux forcés, créé en 1855 sous le Second Empire (1852-1870), compta plusieurs camps et pénitenciers. Furent d'abord mis en service les pénitenciers flottants au large de Kourou et de Cayenne, puis les camps de Saint-Laurent-du-Maroni, le bagne de Mana (bagne des femmes), le camp à Saint-Jean-du-Maroni, les Iles du Salut, le pénitencier de Cayenne. En 1912, fut inauguré l'hôpital de Saint-Laurent-du-Maroni. Les derniers bagnards rentrèrent en France le 1er août 1953. La Guyane est un département français depuis 1946.

---

[33] Pluchon P. *Histoire des médecins et pharmaciens de la Marine et des Colonies. Op.cit.* pp. 359-362.

[34] Le Quérec Y. Le bagne en Guyane française et ses suites. *Bulletin de l'Association Amicale Santé Navale et d'Outre-Mer* 2011 ; 122 : 36-40.

Bertrand Bajon[35] (1739-1796)

Né à Toulouse, étudiant à Toulouse, Montpellier et Paris de 1751 à 1756, il soutint sa thèse de doctorat en médecine, puis fut aide-chirurgien dans l'armée du Rhin et participa aux campagnes en 1760-1762. En 1763, il était assistant du célèbre chirurgien Jacques Tenon (1724-1816) à l'hôpital de la Pitié-Salpêtrière. Il partit en 1764 en Guyane comme chirurgien des armées, y arrivant en même temps que le gouverneur Turgot lors de la tentative de peuplement de Kourou. Turgot jugeait Bajon « *un sujet excellent, très habile dans son art, très bon physicien et l'un des meilleurs correspondants de l'Académie des sciences* ». En 1770, Bajon était chirurgien-major de l'île de Cayenne et dépendances.

Il fut le premier à prospecter certaines régions de la Guyane : les rivières Oyapock et Approuague, situées à l'est de Cayenne. Puis, il s'installa dans le civil en 1771 et se constitua une importante clientèle, ce qui lui valut des démêlés avec Raymond Laborde, médecin du Roi à Cayenne en 1769, connu pour avoir réalisé de nombreuses observations sur la faune de Guyane française, notamment l'herpétofaune[36] de Guyane.

Bertrand Bajon était également un naturaliste et Pierre Etienne Bourgeois de Boynes (1718-1783), secrétaire d'État à la marine de Louis XV, le chargea d'une mission pour enrichir la collection du jardin du roi.

Bajon reçut la médaille d'or de l'Académie de chirurgie en 1872 pour son mémoire sur les affections chirurgicales dans les pays chauds. Il fut nommé membre correspondant de l'Académie des sciences en 1774.

Il revint en France en 1776 et publia en 1777-1778 deux volumes intitulés « *Mémoires pour servir à l'histoire de Cayenne et de la Guiane*[37] *: dans lesquels on fait connoître la nature du climat de cette*

[35] Brisou B, Sardet M. *Dictionnaire des médecins, chirurgiens et pharmaciens de la marine. Op.cit.* p. 60.

[36] L'herpétofaune ou faune herpétologique est constituée par les amphibiens et les reptiles.

[37] *Guiane* = Guyane

contrée, les maladies qui attaquent les Européens nouvellement arrivés, & celles qui règnent sur les Blancs et les Noirs, des observations sur l'histoire naturelle du pays, & sur la culture des terres : avec des planches ». Il y décrit, en particulier, le tétanos du nouveau-né[38]. Il constata les échecs d'acclimatation des plantes potagères et des arbres fruitiers d'Europe, sauf de la vigne, du figuier et du grenadier.

Bertrand Bajon est à Cayenne, avec Poupée-Desportes à Saint-Domingue, considéré comme le fondateur de la pathologie exotique

[38] Le tétanos du nouveau-né ou tétanos ombilical ou tétanos néonatale résulte de l'absence d'asepsie lors de l'accouchement. La porte d'entrée du microbe la plus fréquente, étant les soins du cordon ombilical à la maison. Il apparaît dans les quatre premières semaines de la vie. L'OMS le définit comme « une maladie survenant chez un enfant qui tête et qui pleure normalement au cours des deux premiers jours de la vie, mais qui perd cette capacité entre le 3ème et le 28ème jour et présente des raideurs et des spasmes ».

Jules Crevaux[39], un médecin de marine, explora, à partir de la Guyane, l'Amazonie et la Cordillère des Andes.

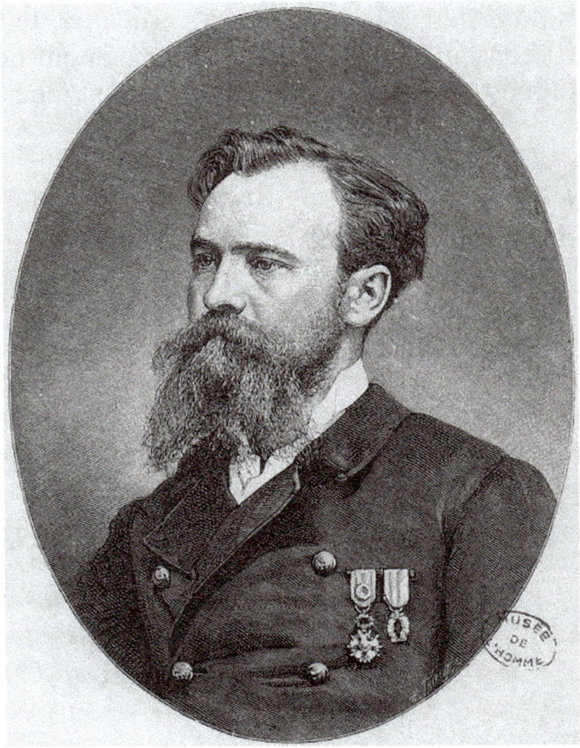

Figure 3 : Jules Nicolas Crevaux

Jules Nicolas Crevaux[40] [41] (1847-1882)

Né le 1er avril 1847 à Lorquin dans la Meurthe, dans une famille originaire de Guingamp, il entama ses études de médecine à la Faculté de Strasbourg, puis fut admis à l'École de médecine navale de Brest le 17 octobre 1867. Aide-chirurgien en 1868, il fit campagne au Sénégal, aux Antilles et en Guyane et participa à la guerre de 1870, détaché à l'armée sur la Loire, avec le 4e bataillon de fusiliers-marins de

[39] Brisou B, Sardet M. *Dictionnaire des médecins, chirurgiens et pharmaciens de la marine. Op.cit.* pp. 228-229.
[40] Louis F. Devoirs de Mémoire. *Op.cit.* pp. 106-107.
[41] Sardet M. Jules Crevaux (1847-1882). Médecin de la marine, grand explorateur de l'Amérique du Sud. *Bulletin de l'Association Amicale Santé Navale et d'Outre-Mer* 2011 ; 122 : 44-49.

Cherbourg. Il a soutint sa thèse de doctorat en médecine en 1872 à Paris sur « *De l'hématurie chyleuse ou graisseuse des pays chauds* ». Il publia un article dans les *Archives de médecine navale* en 1874 après la découverte de *Wuchereria bancrofti*, parasite responsable de la filariose lymphatique (voir annexe 4).

Promu médecin de 2e classe le 28 octobre 1873, il fit campagne sur le *Lamotte-Picquet*, qui appartenait à la division navale du Brésil. Il visita les ports d'Amérique du Sud et le Rio de La Plata. De retour en France, médecin de 1re classe, il fut chargé en 1876 par le ministère de l'Instruction publique et le ministère de la Marine d'explorer l'intérieur de la Guyane et de parvenir en Amazonie à partir de la côte : ce fut l'opération Maroni-Yari. Il partit pour la Guyane le 7 décembre 1876 et y arriva le 29.

Confronté à son arrivée à une épidémie de fièvre jaune, dont il fut lui-même atteint, il ne partit que le 12 juillet 1877 pour sa première expédition. Remontant le Maroni en pirogue, il atteignit la crête des monts Tumuc-Humac, le pays de l'Eldorado, le 21 septembre, puis le Yari, un affluent de l'Amazone qu'il descendit jusqu'à son embouchure et parvint à Belém le 1er décembre. Il avait « recruté » un jeune noir nommé Apatou qui le suivit dans toutes ses expéditions.

Au retour de son expédition sur le Maroni, atteint par les fièvres paludéennes, il obtint un congé de convalescence de six mois pour anémie profonde. Il écrit : « *[Cependant] après trois mois de malaise, ma constitution se relève rapidement et, sans avoir pris de quinine, les accès de fièvre deviennent très rares. Je rédige rapidement mes rapports, fais dresser mes cartes et m'embarque à bord d'un vapeur de la compagnie transatlantique* ».

Son deuxième voyage d'exploration du 28 juillet 1878 à juillet 1879 débute par la remontée de l'Oyapock, parvient dans le bassin de l'Amazone en descendant le cours du Parou, et se termine à Belém le 9 janvier 1879. Il repartit alors pour explorer le bassin supérieur de l'Amazone et remonta le cours de son affluent l'Iça-Putamayo jusqu'à sa source située au pied des Andes. Le retour se fit en descendant un autre affluent de l'Amazone, le Yapura. Il atteignit Téfé, sur l'Amazone le 9 juillet 1879, et arriva à Belém d'où il s'embarqua pour la France le 31 juillet.

Il avait exploré six mille kilomètres de rivières et de fleuves, certains pratiquement inconnus. Les informations botaniques, ethnographiques et anthropologiques qu'il avait amassées lui valurent le grand prix et la médaille d'or de la Société de géographie de Paris en 1880.

Il repartit le 6 août 1880 pour la Colombie, accompagné par un pharmacien de la Marine, Eugène Lejanne[42] (1848-1932) ainsi que par un matelot nommé Burban et par Apatou, son fidèle guide boni. L'expédition remonta le rio Magdalena, traversa la Cordillère des Andes et rejoignit l'Orénoque par son affluent, le rio Guaviare. L'expédition rejoignit Trinidad le 1er février 1881. Lejanne rentra en France. Burban était décédé le 25 janvier d'une piqûre de raie venimeuse.

Après sept mois de congé en France, Crevaux repartit pour sa quatrième et dernière exploration à la fin 1881, accompagné par dix-sept compagnons. Il se dirigea vers le rio Pilocomayo, affluent de la rivière Paraguay, une voie commerciale pour la Bolivie. Il arriva à Tarija, au sud de la Bolivie, en mars 1882 et commença à descendre le rio Pilcomayo le 19 avril. Crevaux et quatorze de ses compagnons furent tués le 27 avril par les Amérindiens Tobas. Jules Crevaux venait d'avoir 34 ans.

Jules Crevaux a été un explorateur scientifique exceptionnel, le premier en ce qui concerne l'Amérique du Sud[43]. Il rédigea de nombreux articles parus dans *Le Tour du Monde et le Bulletin de la Société de géographie.* Il publia plusieurs ouvrages : « *Voyage dans la Guyane et le bassin de l'Amazone en 1880, Voyages dans l'Amérique du Sud et Grammaire et vocabulaire roucouyennes en 1882 et Les Fleuves de l'Amérique du Sud en 1883* ».

En 1900-1901, Joseph Averous (1870-1948), ancien élève de l'école de médecine navale de Brest, médecin à bord du navire-école *Duguay-Trouin*, de passage à La Plata, écrivait : « *La ville de La Plata est*

[42] Eugène Lejanne est un ancien élève de l'école de médecine navale de Brest, de la même promotion que Jules Crevaux, connu par son voyage avec Jules Crevaux en 1880-1881 : docteur en Pharmacie, chimiste hors pair et naturaliste distingué.
[43] Bertrand M. Du rêve doré à l'enfer vert : l'invention contemporaine de l'espace amazonien. In : A la redécouverte des Amériques, les voyageurs européens au siècle des indépendances. *Presses Universitaires du Midi* 2002, pp. 139-166.

quelconque ; elle possède un beau jardin botanique ; au milieu d'une pelouse j'aperçois le buste de Crevaux. C'est le même buste que possède l'hôpital maritime de Brest. Il faut lire la belle conférence faite sur Crevaux à la séance inaugurale des cours de l'école de médecine navale de Brest. J'ai fait apposer dans le grand amphithéâtre des cours de l'école une plaque commémorative rappelant la mort glorieuse de Crevaux. Nul n'était plus brave que Crevaux ».

La promotion 1938 de l'École de Santé Navale de Bordeaux a pour parrain Jules Nicolas Crevaux.

Jules Crevaux avait été précédé dans ses explorations en Amérique du Sud par Aimé Bonpland.

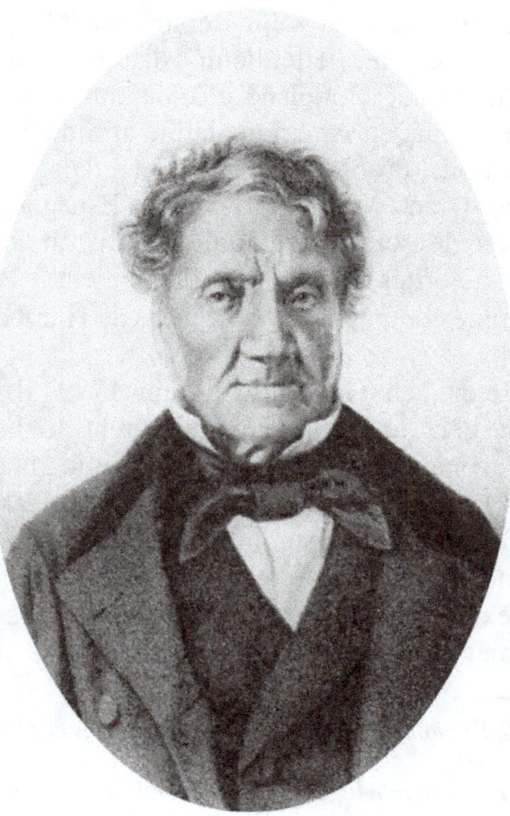

Figure 4 : Bonpland (Aimé Goujaud dit)

Bonpland[44] (Aimé Goujaud dit)

Né le 23 août 1773 à La Rochelle, il suivit les cours de botanique au jardin du roi à Paris. Il fut ensuite élève de l'école de chirurgie de Rochefort. En 1794, il fut affecté à l'hôpital maritime de Toulon, puis embarqua sur la frégate *Ajax* comme aide-chirurgien. Rendu à la vie civile, il retourna à Paris et obtint son diplôme de docteur en médecine en 1797. Il fréquenta de nouveau le Jardin du Roi, devenu le Jardin des Plantes. À Paris en 1798, il rencontra Alexander Von Humboldt[45] (1769-1859), un naturaliste allemand, qui étudiait au Jardin des Plantes, dont le père, officier de l'armée prussienne, était proche de la famille royale et dont la mère était d'origine française.

Le temps des grandes expéditions financées par le roi s'était achevé avec la Révolution française et « La République n'a pas besoin de savants ! »[46] Heureusement, Humboldt disposait d'une fortune personnelle. Humboldt et Bonpland décidèrent d'entreprendre un grand voyage scientifique en Amérique latine afin de collecter le plus possible d'informations, d'objets, de spécimens dans le domaine des sciences naturelles. Grâce à l'appui du Roi d'Espagne, ils obtinrent des passeports avec le sceau royal qui garantissait aux voyageurs l'assistance des autorités qu'ils rencontreraient. Bonpland fut officiellement nommé compagnon et secrétaire de Humboldt.

Partis de La Corogne, en Galice, le 5 juin 1799, ils arrivèrent à Cumana au Venezuela le 6 juillet, explorèrent le haut cours de l'Orénoque, l'Amazone, les montagnes de Colombie, la cordillère des Andes et firent l'ascension du Chimborazo, volcan d'Équateur culminant à 6 263 m d'altitude, sommet considéré à l'époque comme le plus élevé du monde. Ils explorèrent la côte du Pérou jusqu'au port d'Acapulco au Mexique, avant de passer par Mexico, les États-Unis et Cuba pour regagner la France le 1er août 1804. Ils publièrent les

[44] Brisou B, Sardet M. *Dictionnaire des médecins, chirurgiens et pharmaciens de la marine. Op.cit.* pp. 112-113.

[45] Pelt J-M. *Alexander Von Humboldt et Aimé Bonpland en Amérique équinoxiale.* In La Cannelle et le Panda. Librairie Arthème Fayard, 1999, pp.231-248.

[46] Telles sont les paroles attribuées au président du Tribunal révolutionnaire au moment de la condamnation à mort du chimiste Lavoisier en 1794, après la suppression de l'Académie des sciences par la Convention.

résultats de leur expédition entre 1807 et 1834 en vingt-sept volumes. Bonpland offrit au Museum d'histoire naturelle un herbier comportant 5 800 espèces de plantes dont 3 600 étaient inconnues. Il s'agit de la plus belle des collections jamais reçues d'Amérique latine.

À son retour, Bonpland fut nommé directeur du Jardin botanique de la Malmaison, domaine de l'Impératrice Joséphine (1763-1814), épouse de l'Empereur Napoléon 1er (1769-1821). Les orchidées étaient les plantes préférées de Joséphine et de Bonpland. Bonpland songea alors à repartir aux Amériques. Humboldt l'y aida : il avait rencontré Simon Bolivar (1783-1830), champion de l'indépendance des colonies espagnoles qui vivait en exil à Paris. Bompland s'enthousiasma pour cette nouvelle cause. Il repartit pour les Provinces-Unies du Rio de La Plata (la future Argentine) en 1817. Il fut nommé titulaire de la Chaire de matière médicale à l'Institut de médecine en 1820. Il demeura 41 ans en Amérique du Sud et visita le Paraguay, le sud du Brésil, l'Uruguay.

Il se fixa à Santa-Ana près de San Borja où il restaura les plantations de *Yerba Mate*[47], ou « thé du Paraguay ». Mais, le Paraguay détenant le monopole de la production de *maté,* son gouverneur, José Gaspar de Francia, dictateur de 1814 à 1840, fit enlever Bonpland qui fut retenu prisonnier pendant huit ans. À sa libération en 1830, Bonpland décida de rester à San Borja pour poursuivre ses expérimentations en agriculture. Il décéda le 11 mai 1858 à l'hôpital de *Restauracion* à Paso-de-Los-Libres, province des Corrientes, en Argentine, à l'âge de 85 ans. Il fut assassiné, alors qu'il était déjà mort, par un Indien ivre qui s'approcha de sa dépouille, le salua, mais le défunt ne lui répondit pas… Une fois, deux fois… Pris de rage, l'Indien porta plusieurs coups de couteau au mort. Il s'agit de l'ultime épisode de la légende

[47] Le Yerba Maté (*Ilex paraguayensis*) est un arbre à feuilles persistantes de la famille des Aquifoliaceae, originaire d'Amérique du sud qui pousse au bord des ruisseaux, dans les forêts montagneuses entre 500 et 700 m d'altitude. L'arbre peut atteindre 20 m de haut. Le maté est une boisson traditionnelle des Indiens Guaranis, en Amérique du sud (Argentine, Chili, Paraguay, Uruguay, Brésil), mais aussi au Proche-Orient, au Liban, en Syrie, en Turquie. La caféine est l'un des composants de la matéine, découverte dans la feuille de Yerba Maté. Les feuilles séchées infusées dans de l'eau chaude donnent une boisson stimulante, comme le café ou le thé. Les effets souhaités sont l'amélioration de la vigilance et la lutte contre la fatigue mentale et physique à court terme. Les effets secondaires sont des crampes, de la nervosité, des troubles du rythme cardiaque, avec une dépendance due à la caféine.

de Bonpland qui n'était pas retourné en France depuis 1817, malgré ses souhaits répétés de revoir « *son meilleur et le plus illustre des amis* » Alexander Von Humboldt.
Bonpland avait été élu membre correspondant de l'Académie des sciences et de l'Académie de médecine, membre de la Société de géographie. Il faisait également partie de plusieurs sociétés savantes américaines. Naturaliste, botaniste, planteur, Bonpland avait fait paraître de nombreux ouvrages sur les plantes qu'il avait recueillies au cours de ses nombreuses explorations[48].
Quant à Humboldt, il resta à Paris, capitale de la science, jusqu'en 1826, se lia avec Joseph Louis Gay-Lussac (1778-1850), chimiste et physicien, et François Arago (1786-1853), astronome, physicien et homme politique. Puis, Humboldt rentra à Berlin sur injonction du Roi de Prusse, Frédéric Guillaume IV (1795-1861), mais continua à séjourner régulièrement en France où il présida en 1845 la Société de géographie. Il décéda à Berlin le 6 mai 1859, un an après Bonpland.

Un médecin, Alexandre Segond (1799-1841) servit plusieurs années en Guyane entre 1828 et 1841. À partir d'une racine locale - l'ipéca, - il contribua à la mise au point d'un traitement de l'amibiase (annexe 3).

Alexandre Segond[49] [50] (1799-1841)

Né le 9 janvier 1799 à Brest, son père Adrien Joseph Segond était capitaine de vaisseau. Veuve, sa mère se remaria avec François Marie Sper (1775-1844), chirurgien de marine, qui s'était distingué en combattant l'épidémie de fièvre jaune de Saint-Domingue et avait reçu en 1804 une lettre de félicitations du capitaine de vaisseau Segond… François Sper adopta son beau-fils Alexandre et le fit entrer dans le Corps de santé.
Embarqué comme mousse à l'âge de 12 ans, il est ensuite probablement passé par l'École de médecine de Toulon. Nommé

[48] Foucault Ph. *Le Pêcheur d'orchidées, Aimé Bonpland* (1773-1858). Seghers, 1990.
[49] Brisou B, Sardet M. *Dictionnaire des médecins, chirurgiens et pharmaciens de la marine. Op.cit.* pp. 738-739.
[50] Base Léonore LH/2492/15, états de service. Notice nécrologique sur la vie et les services d'Alexandre Segond médecin en chef de la Marine à Cayenne, *Annales maritimes,* vol. 26.

chirurgien auxiliaire de 3e classe en décembre 1821, Segond fit plusieurs embarquements de décembre 1821 à août 1827. Le 1er juin 1828, chirurgien de 2e classe, il fut désigné pour servir en Guyane où il accomplit plusieurs séjours entre 1828 et 1841. Il soutint sa thèse de doctorat en médecine à Paris en 1831, après son premier séjour, intitulée « *Aperçu sur le climat et les maladies de Cayenne, suivi de l'hygiène à observer à la Guyane* ». Il s'insurgea contre la routine dangereuse qu'il venait d'observer : « *Lorsque j'arrivai à Cayenne, écrit-il, la dysenterie était traitée avec trop de timidité par les médecins Broussaistes. Leur pratique était mélangée du fatras des anciennes doctrines. La méthode anti-phlogistique étendait despotiquement et de façon meurtrière son empire sur cette maladie...* »

Formé à l'École de médecine navale de Brest, François Joseph Victor Broussais (1772-1838), fils de Jacques François Broussais (1734-1795), chirurgien navigant, fut de 1821 à 1832, le « maître » de la médecine française. Il fut nommé professeur au Val-de-Grâce en 1815, membre de l'Académie royale de Médecine en 1820, professeur à la faculté de médecine de Paris en 1830, membre de l'Académie des sciences morales et politiques en 1832. Broussais soutenait qu'en pathologie « *tout est inflammation* », expliquant tous les phénomènes pathologiques par l'irritation et l'inflammation des tissus. C'était une nouvelle doctrine médicale dite le « *système broussais* ». Il en découlait le traitement anti-phlogistique visant à réduire l'inflammation, et qui se limitait à la diète liquide sévère et à la saignée par les sangsues !

Lors de son second séjour à Cayenne, de 1833 à 1836, Segond distingua la dysenterie amibienne des autres dysenteries et ouvrit la voie vers son traitement spécifique. Il déclara : « *À côté du traitement anti-phlogistique dans la dysenterie, il se trouve un abîme qu'on ne peut combler qu'avec des matériaux pris ailleurs* ». Orientant sa recherche thérapeutique vers des médicaments anti-infectieux, il s'inspira des pratiques pharmaceutiques brésiliennes qui utilisaient le calomel et l'ipéca.

En 1836, il publia dans la *Gazette des hôpitaux* « *Documents relatifs à la médecine éclectique employée contre la dysenterie* » où il évoquait le traitement par la racine d'ipéca appelée aussi ipécacunha[51]. La racine de l'ipéca contient des alcaloïdes, dont l'émétine. Segond donna la formule des pilules qu'il prescrivait à base d'ipéca et leur posologie. Il exprima de nouveau sa réticence à l'égard des principes de la médecine de Broussais, laquelle à son avis portait nettement entrave à l'obligation de soin faite au praticien appelé au chevet du malade.

Il s'efforça de convaincre ses confrères parisiens, y compris les membres de l'Académie de médecine, de la haute valeur thérapeutique de l'ipécacuanha, employé par les indigènes d'Amérique du Sud. Or, les propriétés amoebicides de l'ipéca ne furent établies et reconnues que tardivement. Auguste Dutrouleau (1808-1872), chirurgien de Marine, en poste aux Antilles, prescrivait en 1855 les pilules de Segond, mais avec la pose de sangsues… C'est Léonard Rogers (1868-1962), un médecin militaire britannique, qui, vers 1910, mit en pratique les injections sous-cutanées de chlorhydrate d'émétine pour guérir l'amibiase intestinale et hépatique.

Continuant ses études, Segond fit paraître en 1837 un livre : « *Essai sur la névralgie du grand sympathique, maladie connue sous les noms de colique végétale, de Poitou, de Devonshire, de Madrid, de Surinam, et sous ceux de barbiers, de béribéris* ».

Il y écrit que l'« affection appelée, depuis 1639, colique végétale est, quoi qu'en pensent certains auteurs, bien distincte de la colique minérale » ou colique métallique ou saturnine due au plomb.
Alexandre Ségond fit paraître deux autres articles en 1838 intitulés : « *De la gastro-entérite chez les Nègres, vulgairement appelée mal d'estomac ou de cœur* » et « *Nouvelles observations sur la dysenterie* » parus dans les Annales maritimes et coloniales.
En 1839, lors de son troisième séjour en Guyane, il publia les statistiques médicales de l'hôpital de Cayenne qui firent état de 1 620 cas de maladies et de quatorze décès, dont 700 fièvres paludéennes et 37 dysenteries (sans décès).

[51] L'ipécacuanha est la racine rhizomateuse d'une plante herbacée de la famille des rubiacées originaire du Brésil.

Il décéda le 20 juillet 1841, à l'âge de quarante ans, à Langon au cours d'un congé de convalescence. Il était « *sujet aux hémoptysies* » et serait mort de la tuberculose pulmonaire. Il était membre correspondant de l'Académie de médecine depuis le 17 juin 1834.

Alexandre Le Dantec (1857-1932) : de la Guyane à la chaire de médecine tropicale de la Faculté de médecine de Bordeaux.

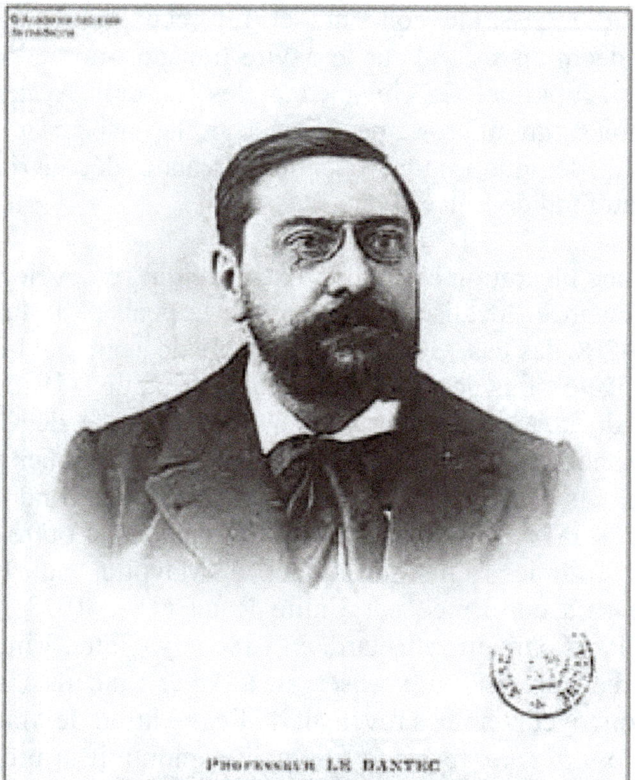
PROFESSEUR LE DANTEC
Prof. de Pathologie exotique à la Faculté de Bordeaux,
Médecin de l'Hôpital du Tondu.

Figure 5 : Alexandre Le Dantec

Alexandre Le Dantec[52] [53](1857-1932)

Il est né à Ploujeau, près de Morlaix le 23 novembre 1857. Élève de l'École de médecine navale de Brest en 1876, il échoua au concours d'aide-médecin en 1880, puis fut désigné pour la Cochinchine en mars et affecté à l'hôpital de Mytho jusqu'en février 1883. Le directeur du service de santé écrivit à son sujet : « *Possède des connaissances médicales supérieures à celles que l'on serait en droit d'attendre d'un étudiant ayant échoué au concours d'aide-médecin* ». Rentré en métropole, il repassa le concours et fut reçu major. Il embarqua comme médecin en second sur le navire transport-hôpital *Tonkin*. En mars 1884, il fut affecté en Guyane aux îles du Salut. Ayant acquis sur ses économies, un microscope, il décrivit les aspects cliniques de l'ulcère phagédénique tropical chez les forçats et découvrit un bacille fusiforme au fond de l'ulcère.

Il s'agit d'une ulcération circulaire extensive qui se développe sur une effraction cutanée, localisée au niveau de la peau de la jambe ou du pied dans 95 % des cas. C'était un problème de santé publique à la fin du XIXe siècle sous les tropiques. Jules Chapuis (1815-1914), un chirurgien de la Marine, décrivit, en 1861, l'ulcère de Guyane. En 1884, Alexandre Le Dantec décrivit ses aspects cliniques en Guyane chez les forçats et découvrit un bacille fusiforme au fond de l'ulcère. Ce bacille sera retrouvé par plusieurs médecins outre-mer, dans différentes colonies, en Martinique, à Mayotte, au Tonkin. Sa découverte sera confirmée par Émile Roux (1853-1933) à l'Institut Pasteur de Paris. Dix ans plus tard, en 1886, Hyacinthe Vincent (1862-1950), un médecin militaire, observait à Alger l'ulcère phagédénique chez des convoyeurs arabes revenant de l'expédition de Madagascar, y retrouvait le « *bacille dévié en fuseau* » et montrait la présence d'un spirille, d'où « *l'appellation d'association fusospirillaire de Le Dantec-Vincent* ». Cette affection chronique évolue pendant des mois ou des années. Elle peut se cancériser. Le traitement est local et

[52] Brisou B, Sardet M. Le Dantec (Alexandre). Dictionnaire des médecins, chirurgiens et pharmaciens de la Marine. *Op. cit.* pp. 489-491.

[53] Desrentes M. Qui sont les « Le Dantec » Deuxième partie : Alexandre Le Dantec ». *Bulletin de l'Association Amicale Santé Navale et d'Outre-Mer*, Juin 2019, n°138, pp. 39-40.

général (anti-infectieux). Divers procédés de détersion, mécanique ou chimique, se sont succédé. La protection vestimentaire (pantalons et chaussures) permet la prévention.

Pendant son séjour en Guyane, il contracta la fièvre jaune dont il guérit. En 1885, il participa au rapatriement de coolies des Antilles vers Pondichéry. Lors d'une escale au Cap-de-Bonne-Espérance, il montra aux autochtones que leurs vignes sont ravagées par un puceron, *Phyloxera vastotrix,* isolé en 1855 par Asa Fitch (1809-1879), un entomologiste américain. Il emporta des sarments infestés pour une étude plus approfondie du parasitisme. Mais, à l'escale de retour, Le Dantec fut trouvé porteur des sarments et accusé d'avoir importé les insectes et fut incarcéré. Il fut relâché sur l'intervention du consul. Rentré en métropole, il tomba malade, porteur d'une anémie tropicale suite à son séjour en prison. Il soutint sa thèse de doctorat en médecine à Paris le 6 juillet 1886 sur « *Recherches sur la fièvre jaune, faites pendant l'épidémie de 1884 à Cayenne. Critique de la théorie microbienne émise en Amérique au sujet de cette maladie* ». Il suivit les cours d'anatomie-pathologique de Victor André Cornil (1837-1908) et ceux de bactériologie de André Chantemesse (1851-1919). Puis, il fut envoyé pendant 20 mois à l'île de Groix, seul médecin sur place.

Il partit un an en Annam, puis rejoignit la Nouvelle-Calédonie avec un convoi de prisonniers et prit la direction du laboratoire de biologie de l'hôpital colonial de Nouméa. Il montra que la percussion douloureuse du trajet des nerfs périphériques des membres est un signe clinique précoce de la lèpre et utilisa le microscope pour dépister les lépreux. Il mit au point un traitement de la dysenterie sous forme de lavages intestinaux au nitrate d'argent.

Rentré en métropole en 1889, il suivit le cours de microbie de l'Institut Pasteur de Paris en 1890 sous la direction d'Émile Roux, avec comme préparateur Waldemar Haffkine (1860-1930), un médecin russe, connu pour avoir expérimenté sur lui-même un vaccin anti-cholérique en 1892 et un vaccin anti-pesteux en1896. Il s'initia à l'ophtalmologie, puis à la neurologie dans le service du Professeur Jean Martin Charcot (1825-1893).

Reçu à l'Agrégation des Ports en petite chirurgie en mars 1891, il rejoignit l'École principale du service de santé de la marine et des colonies à Bordeaux le 29 juin 1891 comme répétiteur, chargé d'enseignement de l'anatomie pathologique, de l'hygiène et de la

médecine légale. Reçu au concours d'agrégation des Facultés pour la ville de Bordeaux le 29 mars 1895, il resta en poste à l'École de Santé Navale et fut chargé par le Doyen Albert Pitres (1848-1928) de cours de pathologie exotique et d'hygiène tropicale aux élèves de l'École.
Il accéda au professorat en janvier 1896 et publia le « *Traité de pathologie exotique à l'usage des étudiants* » dans lequel il décrivit le paludisme des mousses.
Il participa au Congrès international de médecine à Moscou en mai 1897 et y présenta ses recherches sur le phagédénisme des pays chauds. En mars 1898, il se rend au Congrès international d'hygiène de Madrid à ses frais, sa demande de représenter le service de santé de la Marine lui ayant été refusée. Il fut l'un des organisateurs du Congrès international de médecine à Paris en août 1900, où il représenta à la fois la Marine et la Faculté de Bordeaux.

Il publia en 1902 : *Colonies : Introduction à l'étude de la pathologie exotique*. La chaire de pathologie exotique avait été créée le 5 juin 1902 et il en devint le premier titulaire le 14 juin. Lors de la séance d'ouverture en 1903, il déclara : « *Il arrivera donc un jour où l'on enseignera dans les Facultés de médecine, non seulement la zone tempérée ou pathologie nostras, mais encore la pathologie internationale ou exotique* »[54]. Il quitta l'École de santé navale en 1903, date de son départ de la Marine.

Médecin principal de réserve, il fut rappelé en 1914 et affecté à Rochefort où il assura l'enseignement aux élèves de l'école de médecine navale et la chefferie d'un service à l'hôpital maritime, d'abord des fiévreux, puis des maladies de l'appareil digestif. Libéré de ses obligations militaires le 30 avril 1918 et retrouva la chaire de pathologie exotique, son laboratoire et son service de médecine à l'hôpital Saint-André à Bordeaux.
Il quitta la vie universitaire en 1927, âgé de soixante-dix ans et fut nommé professeur honoraire de la faculté.
Il a reçu en 1890 et 1900 le prix de médecine navale Romain Blache, a été l'un des membres fondateurs de la Société de pathologie exotique en 1908, avant de décéder en 1932, âgé de 74 ans. La promotion 1935 de l'École de santé navale porte son nom.

[54] Louis F. Le Dantec Alexandre (1857-1932). La chaire de médecine tropicale de Bordeaux. Association Ceux du Pharo. *Devoirs de Mémoire,* 2018, p. 134.

En poste fixe, au bagne ou bien assurant le transport des forçats de France vers le bagne, de nombreux médecins ou chirurgiens de marine ont exercé en Guyane. Nous avons retenu trois d'entre eux[55] [56].

Un médecin en poste à Cayenne : Julien Bernard Rémi Guillard (1799-1869).

Né le 16 mars 1799, élève de l'École de médecine navale de Brest, il fut nommé chirurgien de 3e classe en 1816 et participa à plusieurs campagnes aux Antilles où il contracta la fièvre jaune à laquelle il réchappa. Il soutient sa thèse de doctorat en médecine à Montpellier en1822, sur « *Essai sur le choléra-morbus essentiel* ».
En 1824, il fut envoyé à Cayenne sur la corvette *Chameau* et passa une année en poste à terre. Embarqué sur la *Belle Poule* en 1839, il participa au retour des cendres de l'Empereur Napoléon, décédé en exil à l'île de Sainte-Hélène le 5 mai 1821. Le cercueil ayant été ouvert, il constata l'étonnant état de conservation du corps de l'Empereur dont il fit une description précise. Admis à la retraite le 28 juillet 1853, il décéda à Brest le 6 mai 1869 et fut enterré à Ergué-Armel (Quimper). Près de sa tombe, a été disposée une roche volcanique de Sainte-Hélène qu'il avait ramenée de son expédition.

Un chirurgien au bagne : Jean-Ernest Amouretti (1829-1878).

Né le 24 octobre 1829 à Toulon, il fut admis à l'École de médecine navale de Toulon en 1848 et nommé chirurgien de 3e classe en 1851. Affecté au service de santé du port de Toulon, il embarqua en février 1852 sur la *Jeune Marseillaise* à destination des établissements pénitentiaires de Guyane où il servit jusqu'au 1er août 1853. De retour à Toulon, il retrouva le service de santé du port, puis de mars 1854 à mars 1857, il participa aux expéditions en Crimée et en Italie. Médecin de 1re classe de la marine impériale le 30 décembre 1864 et envoyé en campagne sur la canonnière *Dragonne* de la division navale du Cambodge de l'escadre de Cochinchine, il prit le poste de chef du service de santé de la province de Mytho où il se fit remarquer lors de

[55] Brisou B, Sardet M. *Dictionnaire des médecins, chirurgiens et pharmaciens de la Marine. Op.cit.* pp. 392-393, 29, 122-123.
[56] Louis F. *Devoirs de Mémoire. Op.cit.* pp 122-123, 75-76, 90.

l'épidémie de choléra en 1865. De 1866 à 1871, de retour à Toulon, il effectua des transits entre Toulon, l'Algérie et le Sénégal.
Il soutint sa thèse de médecine à Montpellier en 1872. En 1877, il servit au Sénégal comme adjoint du médecin en chef Griffon du Bellay, chef des services médicaux. En septembre 1878, une épidémie de fièvre jaune décima prioritairement les colons, les officiers et soldats de la Marine en poste à Gorée, Saint-Louis-du-Sénégal et le long du fleuve. Cette épidémie fit des centaines de morts dont vingt-quatre officiers de santé, médecins et pharmaciens de marine. Parmi eux, le médecin principal de la Marine Jean, Ernest Amouretti qui décéda le 31 octobre 1878.

Un chirurgien embarqué sur un transport de forçats : Charles-Auguste Bourgarel (1832-1878).

Né le 29 mai 1832 à Toulon, il entra à l'École de médecine navale de Toulon en 1849 et fut nommé chirurgien entretenu de 3e classe en 1851. Il a été embarqué successivement sur plusieurs bâtiments (*Valmy*, *Pandore, Christophe Colomb, Égérie*), en mission en Méditerranée et en mer Noire pendant la Guerre de Crimée. En 1854, il participa à la lutte contre l'épidémie de choléra qui frappa Toulon. En 1856, il servit sur *l'Égérie* qui assurait le transport de forçats en Guyane, puis en Nouvelle-Calédonie. En 1862: promu chirurgien de première classe il fut affecté en Cochinchine et servit dans les hôpitaux de Bien-Hoa et de Saigon. En décembre 1866, il soutint sa thèse de doctorat à Montpellier sur « *De la dysenterie endémique dans la Cochinchine française* ».
En 1867, il réussit le concours du professorat et obtient la chaire d'obstétrique à l'École de médecine navale de Rochefort. En août 1878, volontaire, il fut envoyé au Sénégal où sévissait une terrible épidémie de fièvre jaune, en qualité de chef du service médical. Il mourut de la fièvre jaune le 24 octobre 1878. Son nom a été choisi par la promotion 1980 de l'École de santé navale de Bordeaux.

LA FRANCE EN AMÉRIQUE DU NORD

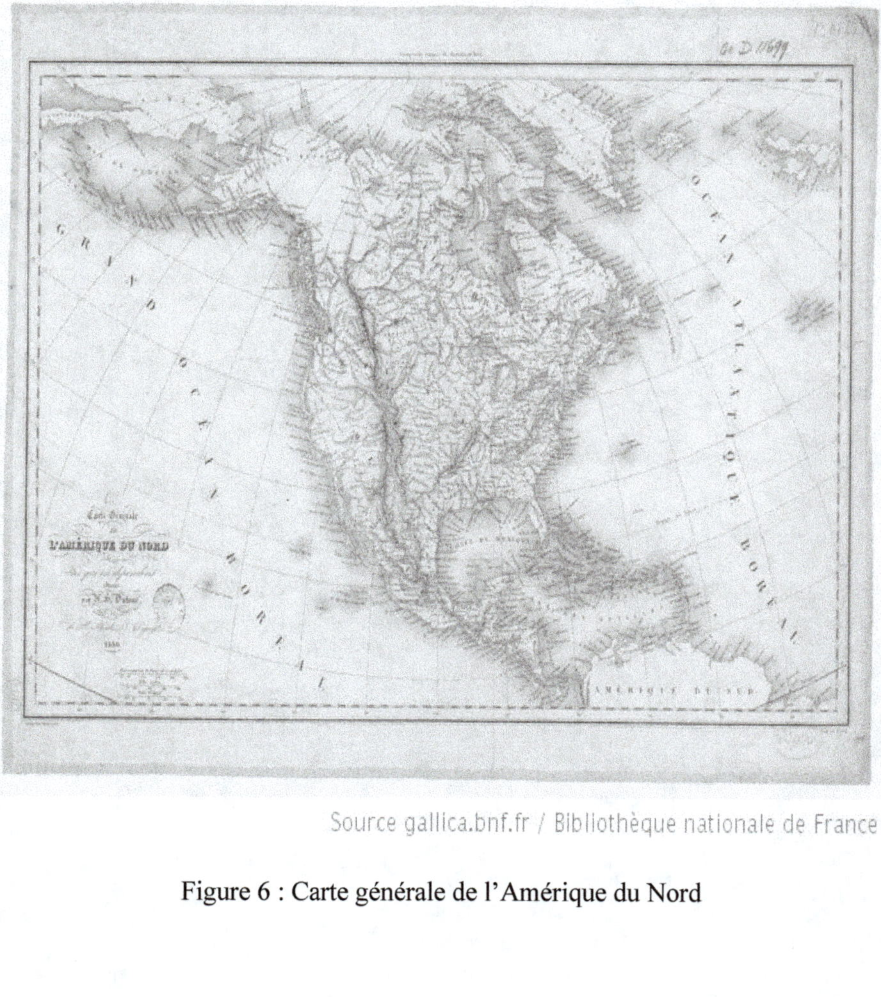

Figure 6 : Carte générale de l'Amérique du Nord

La Nouvelle-France

La Nouvelle-France a été le nom donné aux régions colonisées par la France au XVIIe siècle en Amérique du Nord : l'Acadie, le Canada et la Louisiane. Le XVIe siècle avait été un siècle d'exploration pure sans colonisation.

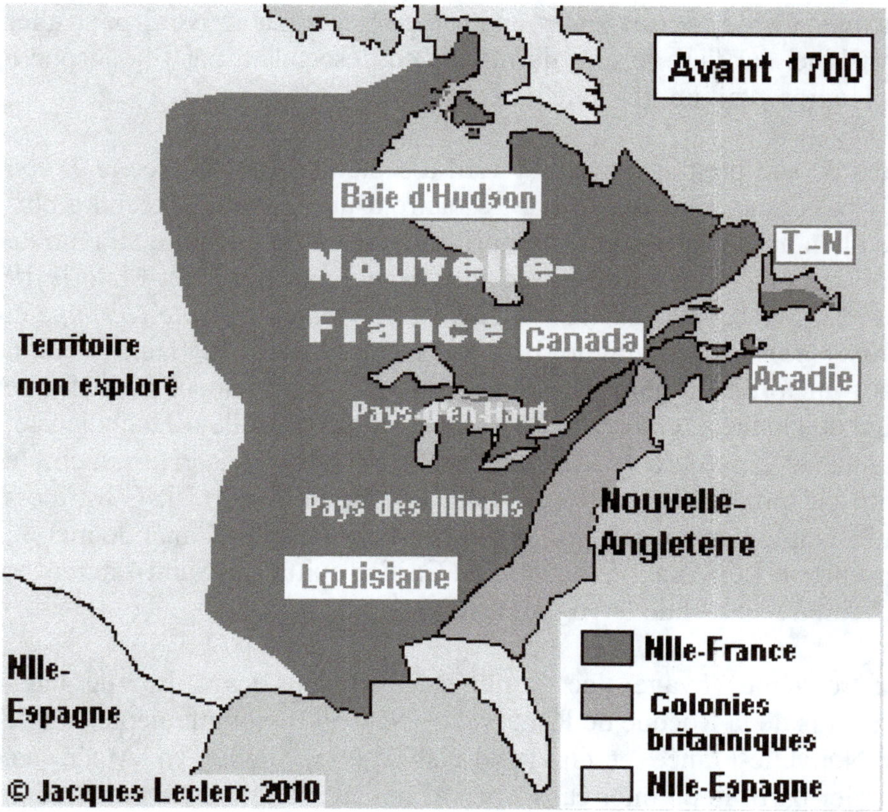

Figure 7 : Carte de la Nouvelle France.

Déjà en 1454, les Basques et les Espagnols pêchaient la morue dans la région de Terre-Neuve, appelée « *la Terra de bacalaos* ou *Terre des morues* ».
En 1524, Giovanni da Verrazano (Jean de Verrazane), et de son frère Jérôme, déjà cités, accomplirent un voyage officiel, commandité par François 1er. Verrazano longea la côte atlantique de l'Amérique du

Nord, cherchant un passage vers l'Asie. Il identifia le Canada qu'il nomme « *Nova Gallia* », mention portée sur une carte datée de 1529.

Mais, le nom du marin qui a découvert le Canada et qui reste dans la mémoire des Français est celui de Jacques Cartier (1491-1557). Ce Malouin effectua trois voyages en Amérique du Nord, chargé par François 1er de trouver « *certaines îles et pays où l'on dit qu'il se doit trouver de grandes quantités d'or, d'épices ainsi que des soies* ». Jacques Cartier devait tenter une route directe par le Nord pour aller en Chine, car faire le tour du monde en descendant par l'hémisphère sud représentait un très long parcours.

Lors de son premier voyage d'avril à septembre 1534, avec le *Triton* et le *Goéland*, Cartier explora l'estuaire d'un fleuve, qui prendra plus tard le nom de Saint-Laurent et prit possession du territoire au nom du Roi de France. Lors de son second voyage, parti de Saint-Malo le 19 mai 1535 avec trois navires, la *Grande Hermine*, la *Petite Hermine* et l'*Émerillon*, il atteignit le 10 août l'embouchure du Saint-Laurent, bâtit un fortin du nom de Sainte-Croix à l'emplacement de la future ville de Québec, remonta le Saint-Laurent jusqu'à l'île d'Hocholaga et donna, le 2 octobre 1535, à une colline située sur la rive gauche le nom de mont Royal, qui deviendra la ville de Montréal. C'est alors qu'éclata le « mal de terre », qui est en fait le terrible « mal de mer » : le scorbut. Le 3 mai 1536, Jacques Cartier quittait le Saint-Laurent et arrivait à Saint-Malo le 16 juillet 1536.

Le troisième voyage s'accomplit en 1541 sous les ordres de Jean-François de la Rocque de Roberval (1495-1560), nommé lieutenant de la Nouvelle-France et chargé d'établir une colonie en Amérique. Cartier partit le premier car Roberval tardait à terminer la préparation de son voyage. C'est donc Jacques Cartier qui fonda en 1541 la première colonie française sur le sol américain, à l'embouchure de la rivière de Cap-Rouge, qu'il nomma Charlesbourg-Royal.

L'hiver 1541-1542 fut catastrophique toujours en raison du scorbut. De plus, les Iroquois attaquèrent le fortin Sainte-Croix. Cartier quitta le Canada au printemps 1542. Roberval atteignit par ses propres moyens Charlesbourg-Royal, mais après un hiver rude, au cours duquel les colons moururent autant du scorbut que de la faim, il regagna la France en septembre 1543. Ce fut la fin de la première tentative de colonisation du Canada.

C'est au cours du deuxième voyage que l'équipage de Jacques Cartier fut décimé par le scorbut[57].

Le scorbut, une maladie des marins du XVe au XVIIIe siècle.

Rançon des explorations, le scorbut est connu depuis les voyages de Vasco de Gama et de Ferdinand de Magellan. Vasco de Gama (1469-1524) partit de Lisbonne en juillet 1497, doubla le Cap de Bonne Espérance et atteignit Calicut (Calcutta) dans les Indes Orientales. Son équipage fut décimé par le scorbut : 100 marins sur 160 en moururent. Fernand de Magellan (1480-1521) tenta le premier tour du monde à la voile d'ouest en est (1519-1522). Il partit de Séville le 20 septembre 1519 avec 5 caravelles et 265 hommes. Un seul navire regagna Séville le 6 septembre 1522 avec 18 rescapés, les 247 autres étant morts du scorbut.

Voici ce qu'écrit, en vieux français plein de saveur, Marc Lescarbot (ou L'Escarbot) (1570-1642), un érudit, écrivain et voyageur, chroniqueur de Jacques Cartier, qui fit un voyage en Acadie en 1606-1607 et publia à son retour en 1609 « *Histoire de la Nouvelle France* ». La partie dans laquelle il traite des voyages de Jean de Verrazano, de Jacques Cartier et de la Rocque de Roberval au Canada, n'est qu'une compilation refondue, probablement une copie des écrits du chirurgien de Jacques Cartier, un nommé Ribaut, dont toute trace a été perdue.

« *La maladie commença autour de nous d'une merveilleuse sorte de la plus incogneue ; car les ungs perdaient les substances et leur devenaient les jambes grosses et enflez, et les nerfs retirez et noircis comme charbon, et à aucuns toutes semées de goutte de sang comme pourpre, puis montait la dicte maladie aux hanches, cuisses et espaulles, aux bras et au col, et à tous venaient la bouche si infectée et pourrie par les gencyves , que toute la chair en tombait jusqu'à la racine des dentz, lesquelles tombaient presque toutes, et tellement se*

[57] Aubry P. « Le scorbut, une maladie des marins du XVe au XVIIIe siècle. Toujours d'actualité ». *Med. Trop.* 2001 ; 61 : 478-480.

esprint de la dite maladie à nos trois navires, qu'à la my-février, de cent-dix hommes que nous étions, il n'y en avait que dix sains, et pour ce que la maladie nous était incogneue, feist le capitaine ouvrit le corps pour voir si nous aurions cognaissance d'icelle pour préserver, si possible estait, et fust trouvée qu'il avait le cœur blanc et flétry, environné de plus d'un pot d'eau rose comme dacte, le foye beau, mais le poumon fort noircy et mortifié et s'estait retiré tout son sang au-dessus de son cœur, pareillement avait la rate par devers l'échine ung peu entamée environ deux doigts, comme si elle eus testé drottée sur une pierre ».

L'épidémie redoublait de violence au point qu'il ne restait plus que trois hommes valides. Jacques Cartier s'en allant promener sur la glace, vit parmi les gens venant du Stadacona (emplacement de la ville de Québec) un certain Domogaïa, un Iroquois, atteint de scorbut une dizaine d'années auparavant et qui avait guéri grâce au jus des feuilles d'un arbre appelé Aneda[58] ou anneda de la province du Québec. Les malades prirent une décoction de son écorce et de ses feuilles et furent rapidement guéris. Survint alors le miracle tant de fois espéré, au point que Cartier s'écria : « *Tous les médecins de Louvain et de Montpellier y eussent été, avec toutes les drogues d'Alexandrie, ils n'eussent pas tant fait en un an ce que le dit arbre en fait en huit jours* ».

Il n'avait pas eu de scorbut chez les marins jusqu'à la fin du XVe siècle. L'explication est simple : les gens de mer ne faisaient alors que du cabotage. Il n'y eut pas de scorbut lors de l'expédition de Christophe Colomb en 1492, car il n'avait mis que 36 jours pour aller des Açores, où il s'était ravitaillé, en Amérique.

---

[58] L'ethnobotaniste Jacques Rousseau a rapporté en 1954 que l'*annedda* doit être le cèdre blanc d'Amérique (*Thuya occidentalis*), hypothèse la plus généralement admise. Toutefois, Jean Fonteneau (un explorateur français du XVIe siècle), souligna que l'*annedda* produisait une « gomme blanche comme neige », ce que le cèdre blanc d'Amérique ne produit pas. Le sociologue québécois Gérald Fortin suppose plutôt qu'il s'agisse de la pruche du Canada (*Tsuga canadiensis*). Il note que dans la pharmacopée traditionnelle des Iroquois, une partie de cet arbre sert de remède au scorbut. Jacques Mathieu écrit dans son livre *L'Annedda : L'arbre de vie* qu'il s'agit du sapin baumier (*Abies balsamea*), dont la gomme blanche est utilisée sous le nom de baume du Canada.

Les premières grandes expéditions sans épidémie de scorbut furent les voyages de James Cook (1728-1779) de 1768 à 1775. Cook avait lu l'ouvrage d'un chirurgien *navigans* anglais James Lind (1716-1794), paru en 1753, dans lequel apparaît la première description des signes cliniques du scorbut et de son traitement fondé sur les légumes et les agrumes. Après Lind, les médecins français écrivirent de remarquables études sur le scorbut. Ainsi, Antoine Marie Poissonnier dit Desperrières (1722-1795), inspecteur adjoint des hôpitaux de la Marine et des Colonies, fit paraître en 1766, sur la demande d'Etienne de Choiseul (1719-1785), ministre de Louis XV, un livre intitulé : « *Traité sur les maladies des gens de mer* ». Il y écrit fort justement que : « *Les légumes assaisonnés avec un peu de vinaigre, les choux confis avec cette liqueur et le sel sont des moyens à employer, non seulement contre le scorbut, mais encore dans plusieurs autres maladies auxquelles les matelots sont exposés en mer. Les sucs de groseille, de citron, d'oranges et ceux des autres fruits aigrelets, épaissis au bain-marie, et conservés dans des bouteilles, exactement bouchées, sont de la plus grande utilité pour prévenir le scorbut ; on pourroit en faire prendre à tout l'équipage une cuillerée le matin dans un verre de vin ou de bière* ».

C'est bien plus tard en 1928 que Albert Szent-Györgyi (1893-1986), un Hongrois, prix Nobel de médecine en 1937, isola la vitamine C ou acide L-ascorbique dans les choux et le jus de citron, dont la carence est la cause du scorbut. La vitamine C est une vitamine hydrosoluble dont l'apport est indispensable à l'homme, incapable de la synthétiser.

C'est au cours de son deuxième et de son troisième voyage que l'équipage de Jacques Cartier fut décimé par le scorbut. Mais, alors que les Indiens avaient fourni la « précieuse » Aneda au cours du deuxième voyage, ils refusèrent de la fournir au cours du troisième voyage. On sait, depuis 1953, que les feuilles de l'arbre Aneda contiennent de l'acide ascorbique (45 mg pour 100 grammes).

Si le scorbut « de mer » a disparu depuis les navires à vapeur, le scorbut « de terre », qui avait sévi au XIIIe siècle au cours de la VIe croisade (1248-1254) de Louis IX, existe toujours et peut être observé sous toutes les latitudes.

La France à Terre-Neuve et à Saint-Pierre-et-Miquelon

La découverte de Terre-Neuve par des pêcheurs bretons daterait de 1454. Ce qui est certain, c'est que Basques, Bretons et Normands pratiquaient de longue date, au moins depuis 1510, la pêche à la morue à Terre-Neuve avant que Jacques Cartier ne remonte l'estuaire du Saint-Laurent. Dès le début du XVe siècle, les marins-pêcheurs français payaient la dîme au roi de France sur « *les pescheries des terres neufves* ». Les marins basques pratiquaient aussi la pêche à la baleine. Le toponyme anglicisé de l'île de Renews correspondant à Rongnousse ou Orognousse - basque d'origine- soit Urrugne, près de Saint-Jean-de-Luz.

Plusieurs chirurgiens de marine furent désignés à la surveillance des pêches à Terre-Neuve. Si celui qui devint le plus illustre d'entre eux est Dominique Jean Larrey (1766-1842), Jacques François Broussais (1734-1795) en fut.

Jacques François Broussais[59] (1734-1795).

Né le 14 juillet 1734 à Dinan, il devint chirurgien navigant des vaisseaux marchands et le resta pendant vingt-et-un ans. En 1757, il avait rejoint Brest contre son gré, à l'occasion du retour de l'escadre d'Emmanuel Auguste de Cahideuc, comte Dubois de la Motte (1683-1764), ramenant l'escadre française de Louisbourg en Acadie à Brest avec des milliers de marins (le chiffre de 4 000 est avancé) atteints du typhus.

Broussais devint aide-chirurgien de la marine royale et fut embarqué jusqu'en 1763. Retrouvant sa liberté, il fit campagne à Terre-Neuve sur le *Dauphin*, un bateau du comte René Auguste de Chateaubriand (1718-1786), le père de François René de Chateaubriand (1768-1848).

Jacques Broussais se maria en 1769 à Saint-Malo. Son fils, François Joseph Victor, naquit en 1772. D'abord chirurgien de marine, il passa

[59] Brisou B, Sardet M. *Dictionnaire des médecins, chirurgiens et pharmaciens de la marine. Op.cit.* p. 135.

à l'armée de terre et devint l'un des maîtres de l'hôpital du Val-de-Grâce à Paris.

Reprenant la mer, Jacques Broussais fit, de nouveau, campagne à Terre-Neuve jusqu'en 1776 sur l'*Hermine*, puis sur le *Victor*. Mettant fin à sa carrière de chirurgien navigant, il s'installa à Pleurtuit, près de Dinard. Très actif patriote sous la Révolution, il fut assassiné, ainsi que son épouse, par les Chouans[60], dans la nuit de Noël 1795.

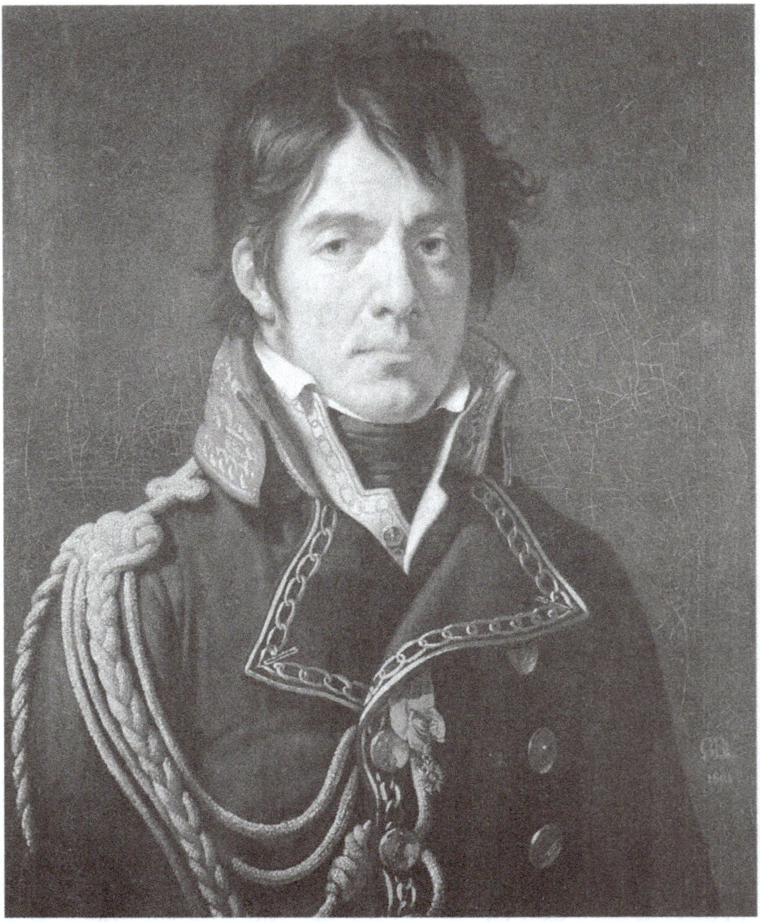

Figure 8 : Dominique Jean Larrey

[60] Les Chouans étaient des insurgés royalistes de Bretagne, du Maine, de Basse Normandie et du nord de l'Anjou pendant les guerres de la chouannerie (1791-1800).

Dominique Jean Larrey[61] [62](1766-1842).

Né le 8 juillet 1766 à Beaudéan dans les Hautes-Pyrénées, il se rendit à Toulouse à l'âge de 13 ans pour étudier l'art de guérir auprès de son oncle, Alexis Larrey (1550-1827), chirurgien-major de l'hôpital-de-la Grave à Toulouse de 1778 à 1793. Il fit ses études au collège de l'Esquille. Puis, il fut admis comme premier-garçon-chirurgien en 1780 à l'hôpital de la Grave. Il resta sept ans à Toulouse. Puis, sûr de ses talents, se rendit à Paris et travailla à l'Hôtel-Dieu auprès de Pierre Joseph Desault (1738-1795), l'initiateur et le fondateur de l'école de chirurgie du XIXe siècle. Apprenant qu'un concours de chirurgien de la Marine était ouvert à Brest, il écrivit dans ses mémoires: « *Cette circonstance favorisait singulièrement le goût naturel que j'avais pour les voyages, aussi, quoiqu'elle dût me détourner de mon premier dessein* (qui était d'aller aux États-Unis d'Amérique), *je n'hésitais pas à me mettre sur les rangs et j'eus l'avantage d'obtenir une des places* ».

Il était si brillant qu'il fut nommé chirurgien-major et devint l'assistant de Pierre Duret (1745-1825), un célèbre chirurgien en chef de la Marine. Il embarqua sur la *Vigilante* destinée à la surveillance des pêches à Terre-Neuve. Il écrit « *Je fus embarqué en ma qualité de chirurgien major sur la frégate ou corvette La Vigilante commandée par M. le chevalier Saques de Tourès, major de vaisseau. En attendant l'époque du départ, je passai l'hiver à donner aux jeunes étudiants quelques leçons d'anatomie et de chirurgie. Je visitais le bagne des forçats, les arsenaux, les magasins et les chantiers en construction ; je me livrai surtout à l'étude de tout ce qui avait rapport à la navigation et à celle des fonctions que j'avais à remplir à bord* ». Pour cette mission, il bénéficiait de deux collaborateurs, un aide-major et un élève, bien que l'équipage ne soit que de quatre-vingts marins. L'appareillage se fit de Brest le 3 mai 1788.

La *Vigilante* arriva en baie de Croc, un fjord situé sur la côte nord-est de Terre-Neuve, le 26 juin. Dominique Larrey mit à profit son séjour

[61] Brisou B, Sardet M. *Dictionnaire des médecins, chirurgiens et pharmaciens de la marine. Op.cit.* pp. 464-466.
[62] Louis F. *Devoirs de Mémoire. Op.cit.* pp. 184-185.

sur l'île pour étudier la faune et la flore et naturaliser oiseaux et quadrupèdes destinés aux collections de l'École de médecine navale. Reprenant la mer, la *Vigilante* fit escale à Saint-Pierre-et-Miquelon et revint en France le 31 octobre.

Dominique Larrey demanda alors son licenciement et partit pour Paris retrouver sa place à l'Hôtel-Dieu auprès de son maître Desault. Puis, il s'engagea résolument dans la Révolution. La marine le rappela à Brest pour servir sur le *Jupiter*. Après deux mois de service dans le port, Raphaël Bienvenu Sabatier (1732-1811), professeur d'anatomie, chirurgien-major des Invalides, obtint en 1791 son détachement à Paris. Larrey rejoignit l'armée du Rhin le 15 avril 1792. Il opérait directement sur le terrain, « *comme le chirurgien de marine le fait à fond de cale, sans attendre la fin des combats* ».

Le 4 mars 1794, il fut désigné pour Toulon où il rencontra le général Bonaparte qui commandait l'artillerie de la XVe armée de la République. La suite est connue. Dominique Larrey devint le chirurgien-en-chef de la Grande Armée de Napoléon et Baron d'Empire, l'un des premiers à recevoir la Légion d'Honneur le 15 juillet 1804, des mains de l'Empereur. Il mourut à Lyon le 22 juillet 1842, au retour d'une tournée d'inspection des hôpitaux militaires d'Afrique du Nord en compagnie de son fils Hippolyte (1808-1895), qui avait été nommé professeur de pathologie chirurgicale du Val-de-Grâce en 1841 et qui fut médecin de Napoléon III (1808-1873).

Malgré sa notoriété, Dominique Larrey avait tenu à se conformer à la loi du 10 mars 1803 sur les études médicales et avait présenté, sous la direction de son maître Sabatier, une thèse sur les amputations. « *Je fus le premier à qui le titre de docteur en chirurgie fut conféré selon les nouvelles normes* ». La promotion 1934 de l'École de Santé Navale de Bordeaux porte son nom.

L'île de Terre-Neuve fut cédée à la Grande-Bretagne lors de la ratification des traités d'Utrecht en 1713. La France obtint cependant un droit de pêche sur une partie du littoral, désignée sous le terme de « *Côte française de Terre-Neuve* ». Il en fut de même de l'archipel de Saint-Pierre-et-Miquelon, mais celui-ci fut récupéré en 1763 par la France lors du traité de Paris qui mit fin à la guerre de Sept Ans et réconcilia, après trois ans de négociations, la France et la Grande-

Bretagne. Les préliminaires furent signés le 3 novembre 1762 à Fontainebleau et le traité définitif le 10 février 1763. Les Anglais présents en Nouvelle-Ecosse attaquèrent l'archipel en 1778, déportèrent les Acadiens qui avaient peuplé Saint-Pierre-et-Miquelon avec les marins basques et bretons. L'archipel fut rendu à la France par le traité de Versailles de 1783 qui se compose de trois traités bilatéraux définitifs de paix et d'amitié signés par la Grande-Bretagne. Le premier traité avec la France mit fin à la guerre franco-anglaise : le second traité avec l'Espagne mit fin à la guerre anglo-espagnole, et enfin, en 1784, un troisième traité avec les Provinces-Unies, mit fin à la quatrième guerre anglo-néerlandaise.

Lors de la Révolution française, les Anglais attaquèrent de nouveau l'archipel de Saint-Pierre-et-Miquelon et il fallut attendre la Restauration sous Louis XVIII (1755-1824), pour la dernière rétrocession par le Royaume-Uni de l'archipel de Saint-Pierre-et-Miquelon à La France.

Plusieurs chirurgiens de marine ont été affectés à terre à Saint-Pierre-et-Miquelon. Parmi ceux-ci, retenons les noms de deux médecins devenus célèbres par la suite : Alfred Le Roy de Méricourt et Albert Calmette.

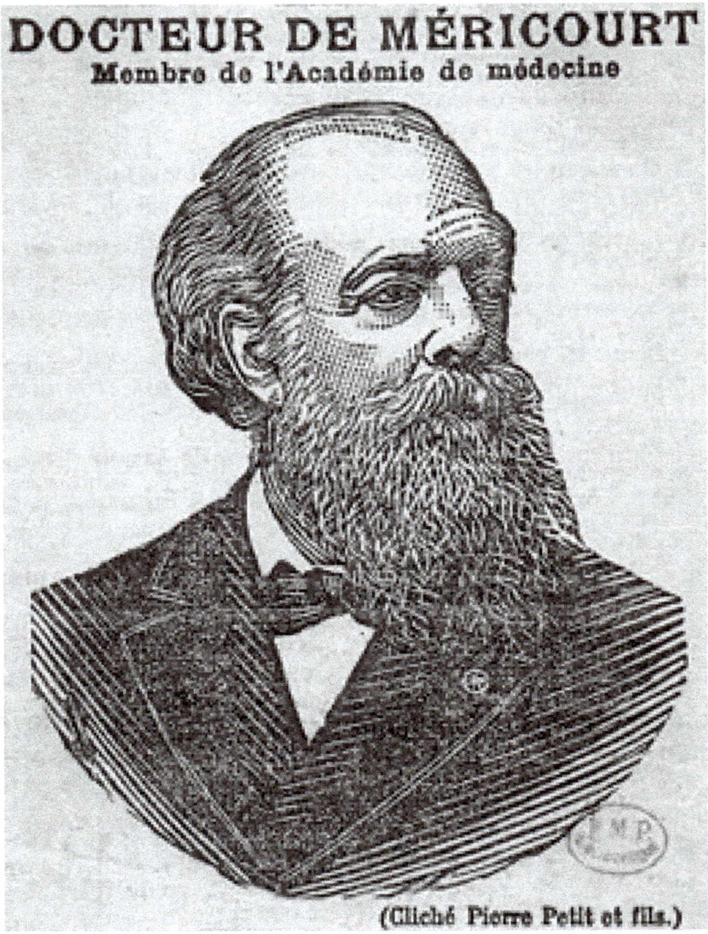
DOCTEUR DE MÉRICOURT
Membre de l'Académie de médecine
(Cliché Pierre Petit et fils.)

Figure 9 : Alfred Le Roy de Méricourt

Alfred Le Roy de Méricourt[63] (1825-1901).

Né le 13 octobre 1825 à Abbeville dans la Somme, il fut élève de l'école de médecine navale de Brest en 1842. Le 15 mai 1845, reçu chirurgien de 3e classe, il fut envoyé à Saint-Pierre-et-Miquelon. Embarqué sur le navire de commerce *Les Trois Frères* le 9 juillet, il prit son poste le 15 août. Après deux ans de séjour, il revint sur la *Boussole* et navigua du 5 juin 1847 au 20 mai 1848. Il alla ensuite aux Antilles. Du 21 novembre 1849 au 28 janvier 1850, il servit sur l'aviso

[63] Brisou B, Sardet M. *Dictionnaire des médecins, chirurgiens et pharmaciens de la marine*. *Op.cit.* pp. 512-514.

à vapeur *L'Épervier*, en station à Terre-Neuve. Muté sur *l'Archimède,* il partit pour la station de l'océan Indien en 1850. En 1851, il fut affecté à Mayotte.

À son retour il soutint sa thèse de doctorat en médecine à Paris sur : « *Histoire médicale de la campagne de la corvette l'Archimède, station de l'océan Indien, 1849-1852* ».

En 1856, il fut reçu au concours du professorat et après avoir assuré son temps d'enseignement, il fut appelé à Paris auprès de l'inspecteur général. C'est en 1864 qu'Alfred Le Roy de Méricourt fit paraître, avec son ami Jean Baptiste Fonssagrives (1823-1884), un hygiéniste ancien élève de l'École de médecine de Rochefort, le premier volume des *Archives de Médecine Navale.* Dès 1814, plusieurs publications de la médecine « nautique » avaient été tentées, en particulier par l'inspecteur général du service de santé de la Marine, Pierre François Kéraudren (1769-1857), mais sans succès.

Le Roy de Méricourt, qui parlait anglais, italien et espagnol, a publié de nombreux articles dans diverses revues médicales en particulier dans les *Annales de Médecine Navale*. Il était membre associé de l'Académie de Médecine.

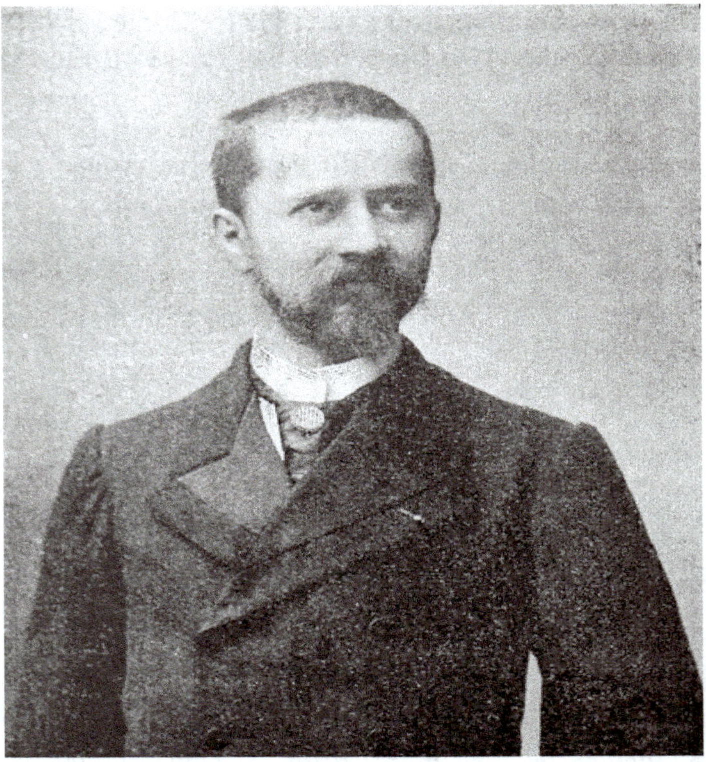

Figure 10 : Léon Charles Albert Calmette.

Léon Charles Albert Calmette[64] [65] (1863-1933)

Né le 12 juillet 1863 à Nice, il voulait être officier de marine, mais atteint d'une fièvre typhoïde alors qu'il était en phase préparatoire au lycée de Brest, il ne put intégrer l'École Navale en 1876. Rêvant toujours de mer, il entra à l'École de médecine navale de Brest le 2 novembre 1881 où il bénéficia de l'enseignement d'Armand Corre (1841-1908), un grand nom de la médecine navale, qui publia, en particulier, en 1887, le *Traité clinique des maladies des pays chauds.* Aide-médecin le 13 octobre 1883, Calmette embarqua sur la corvette cuirassée *Triomphante* en baie d'Along, navire de l'amiral Courbet. À Hong-Kong, il rencontra Patrick Manson (1844-1922), médecin britannique qui venait d'établir le rôle des moustiques dans la

[64] Brisou B, Sardet M. *Dictionnaire des médecins, chirurgiens et pharmaciens de la marine. Op.cit.* pp. 148-150.
[65] Louis F. *Devoirs de Mémoire. Op.cit.* pp. 269-270.

transmission de la filaire lymphatique « *qui a eu l'amabilité de me montrer au microscope sa filaire du sang de l'homme aux divers stades de l'évolution* » et avec lequel il entretint une correspondance conservée dans les *Archives de l'Institut Pasteur de Paris.*

De retour en France le 29 juin 1885, il soutint sa thèse de doctorat en médecine sur « *L'étiologie et la pathologie des maladies tropicales attribuées à la filaire du sang humain* ». Il s'embarqua le 1er septembre pour le Gabon et servit sur le ponton-hôpital l'*Alceste.* C'est en mars 1888 qu'il fut affecté à Saint-Pierre-et-Miquelon où il arriva avec sa jeune épouse, il s'était marié le 11 janvier 1888.

Il monta un laboratoire de microbiologie et travailla sur le « rouge de la morue[66] ». Il publia en 1892 un livre intitulé « *Le rouge de la morue, ses causes et les moyens de le prévenir* » à l'imprimerie du Gouvernement à Saint-Pierre.
Il opta en 1890 pour le Corps de santé des colonies et des pays du protectorat, créé le 7 janvier 1890. En 1891, il créa un laboratoire de la vaccine et de microbiologie à Saigon à la demande de Louis Pasteur (1822-1895). Il se lia d'amitié avec Alexandre Yersin (1863-1943), médecin des Messageries maritimes et ensuite du Corps de santé des colonies. Il inventa la mise en tubes scellés de la pulpe vaccinale glycérinée obtenue à partir de bufflons, ce qui permit des campagnes de vaccination à distance, en évitant de vacciner de bras à bras, seule méthode en vigueur à cette époque.
Il fut placé en position hors cadre à l'Institut Pasteur de Saigon, puis à l'Institut Pasteur de Lille où il mit au point en 1921 avec Camille Guérin (1872-1961) - un vétérinaire - le vaccin vivant contre la tuberculose, le BCG.
Membre de l'Académie des sciences et de l'académie de Médecine, il décéda le 29 octobre 1933. La promotion 1936 de l'École de santé navale de Bordeaux porte son nom.

[66] Le « Rouge de la morue » est un syndrome scombroïde ou scombrotoxisme décrit en 1979. La masse musculaire de ces poissons est caractérisée par un aspect rouge évoquant la viande et par de grandes quantités d'histidine. Après ingestion de quelques bouchées de poisson cru, apparaît des signes mimant une allergie à caractère collectif. Le traitement repose sur les corticoïdes ou les antihistaminiques.

La France en Acadie

Après les trois voyages de Jacques Cartier, la France se désintéressa de la Nouvelle-France jusqu'à la fin du XVIe siècle. Les pêcheurs bretons et basques continuaient à fréquenter la région de Terre-Neuve et le golfe du Saint-Laurent. Plusieurs tentatives d'implantation eurent lieu à partir de 1598, à l'île de Sable, à Tadoussac à l'embouchure de la rivière Saguenay, à l'île Sainte-Croix, à Port-Royal à l'ouest de la baie de Fundy appelée la Baie Française à l'époque de la Nouvelle-France. Les Français lièrent des relations avec les tribus locales, les Innus et les Micmacs, qui étaient des chasseurs nomades et firent le commerce des fourrures. Mais, ces tentatives d'implantation furent des échecs, dus en particulier, à la rudesse du climat.

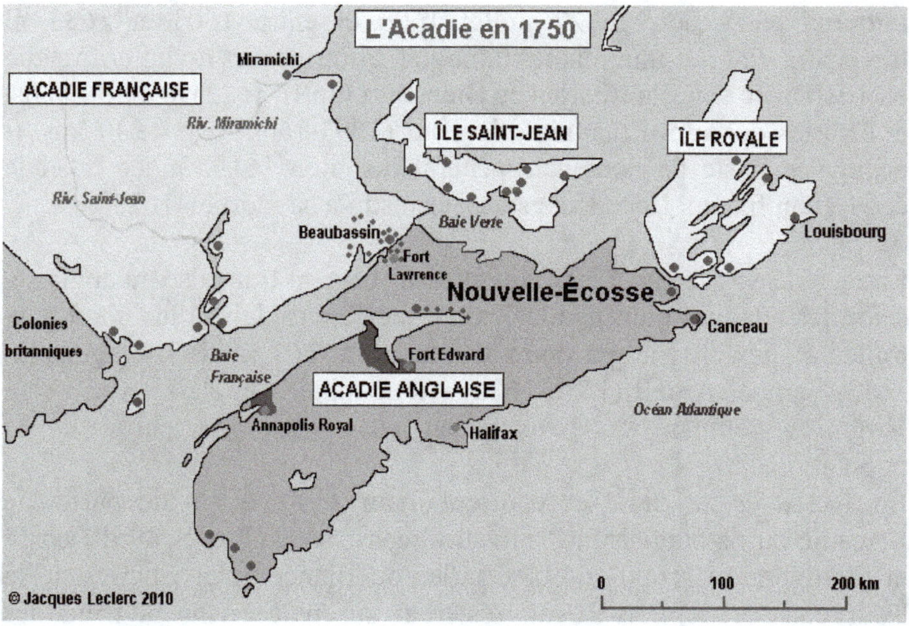

Figure 11 : Carte de l'Acadie avec le fort de Louisbourg

En 1603, Henri IV délivra une commission de « lieutenant-général » à un marchand, Pierre du Guast, sieur de Mons [ou Dugua de Mons] (1560-1628), afin qu'il fonde un établissement permanent en Acadie, avec le monopole de la traite des fourrures. L'Acadie comprenait une partie du Nouveau-Brunswick - actuelle province du Canada - et une partie du Maine aux États-Unis, ainsi que des localités francophones dans l'est du Canada.

Pierre du Guast était accompagné par Samuel de Champlain (1574-1635), un explorateur, et par Jean de Poutrincourt (1557-1615), un militaire. De Mons s'installa en mai 1604 à l'île Sainte-Croix dans la Baie Française. Une épidémie de scorbut décima la colonie durant l'hiver 1604-1605. De Mons s'installa alors sur le continent à Port-Royal, ce qui n'empêcha pas une nouvelle épidémie de scorbut pendant l'hiver 1605-1606. En 1607, le monopole de Pierre Dugua de Mons fut révoqué par le Roi qui décida du rapatriement de la mission en France.

Pendant ce temps, Samuel de Champlain avait exploré les deux rives du Saint-Laurent et était revenu en France avec un lot de fourrures. Il retourna en Acadie le 27 juillet 1606 et entre 1603 et 1633, il traversera vingt-et-une fois l'Atlantique. Poutrincourt revint en Acadie en 1610 avec son fils Charles de Biencourt (1591-1623) âgé de 19 ans, et Charles de Saint-Etienne de la Tour (1593-1666) âgé de 17 ans. Il occupa le poste de lieutenant-général jusqu'en 1615, année où il le céda à son fils qui l'occupa à son tour jusqu'à sa mort en 1623.

Entre 1613 et 1763, l'Acadie fut alternativement française ou anglaise, selon les attaques menées localement par les Anglais et les nombreux traités signés en Europe entre la France et la Grande-Bretagne. En 1613, Samuel Argall (1580-1626) - un capitaine anglais - venant de Virginie, s'empara de l'Acadie et en chassa une partie de la population.

En 1621, les Anglais se rendirent maîtres d'une grande partie de l'Acadie qu'ils baptisèrent Nouvelle-Ecosse sous Charles 1er d'Écosse et d'Angleterre (1600-1649). Charles de Biencourt et Charles de la Tour chassés de Port-Royal, restèrent sur place dans la tribu des Micmacs. À la mort de Biencourt, La Tour fut nommé lieutenant-général et entreprit la construction de deux forts afin de renforcer la défense de l'Acadie face aux Anglais.

En 1632, Isaac de Razilly (1587-1635), cousin du cardinal de Richelieu (1585-1642), fut nommé lieutenant-général de la Nouvelle-France et gouverneur de l'Acadie. La Tour et Razilly se partagèrent le contrôle de l'Acadie. Razilly mourut en 1636 et son successeur Charles de Menou d'Aulnay (1604-1650) fit venir des colons et discrédita La Tour qu'il fit accuser de trahison, allant même jusqu'à attaquer ses partisans. Aulnay mourut noyé en 1650 et La Tour fut de nouveau nommé gouverneur de l'Acadie. Mais, l'Acadie fut de nouveau conquise par les Anglais en 1654 et de nouveau cédée à La France en 1667 par le traité de Breda signé aux Pays-Bas actuels, le 31 juillet 1667, par l'Angleterre, la République des Provinces-Unies, la France et le Danemark et qui mit un terme à la Deuxième Guerre anglo-néerlandaise (1665-1667). Elle fut reconquise par un capitaine anglais William Phips (1651-1695) en 1690, puis retourna à la France en 1697 par le traité de Ryswick conclu le 20 juillet et le 30 octobre 1697, entre l'Angleterre, les Pays-Bas, l'Espagne et le Saint Empire romain d'une part, et la France d'autre part et qui mit fin à la guerre de la ligue d'Augsbourg, tout en reconnaissant Guillaume III comme roi d'Angleterre.

L'Acadie fut cédée au Royaume-Uni par les traités d'Utrecht en 1713 et redevint la Nouvelle-Ecosse. Toutefois, l'île Royale, qui deviendra plus tard l'île du Cap-Breton, et l'île Saint-Jean, qui deviendra l'île du prince Edward, restèrent à la France.

En 1720, les Français construisirent la forteresse de Louisboug sur l'île Royale, pour « interdire » l'entrée du golfe du Saint-Laurent. Mais, ce n'était qu'une forteresse et, sans flotte de soutien, une position terrestre ne peut interdire à des escadres de forcer le passage. Les Britanniques l'attaquèrent en 1745. Des escadres françaises tentèrent de soutenir Louisbourg, comme celle Louis Frédéric de La Rochefoucauld, duc d'Anville (1709-1746) en 1745 - dont le médecin chef était Etienne Chardon de Courcelles - mais furent décimées par les épidémies. En 1748, le traité d'Aix-la-Chapelle redonna l'île Royale à La France, ce que les Anglais n'acceptèrent pas. Le traité d'Aix-la-Chapelle fut signé à l'issue du congrès d'Aix-la-Chapelle, réuni dans cette ville depuis le mois de mars 1748, qui mit fin à la guerre de Succession d'Autriche. Ce congrès, dont les négociations durèrent du 24 avril au 18 octobre 1748, consacrait également l'émergence d'une nouvelle puissance, la Prusse.

En 1755, commença la déportation des Acadiens par les Anglais vers la Nouvelle-Angleterre, le Canada, l'Angleterre et de là, vers la France.

En 1757, une expédition commandée par Sir Francis Holburne (1704-1771), officier de marine britannique, attaqua Louisbourg. Devant des forces françaises supérieures, Holburne dut battre en retraite. Mais, en 1758, une nouvelle expédition britannique, sous les ordres du général Jeffrey Amherst (1717-1797), fit le siège de la forteresse le 8 juin. Les Britanniques étaient de force supérieure tant en bateaux qu'en hommes et la reddition française intervint le 26 juillet 1758. Deux ans plus tard, la forteresse fut détruite par les Britanniques.

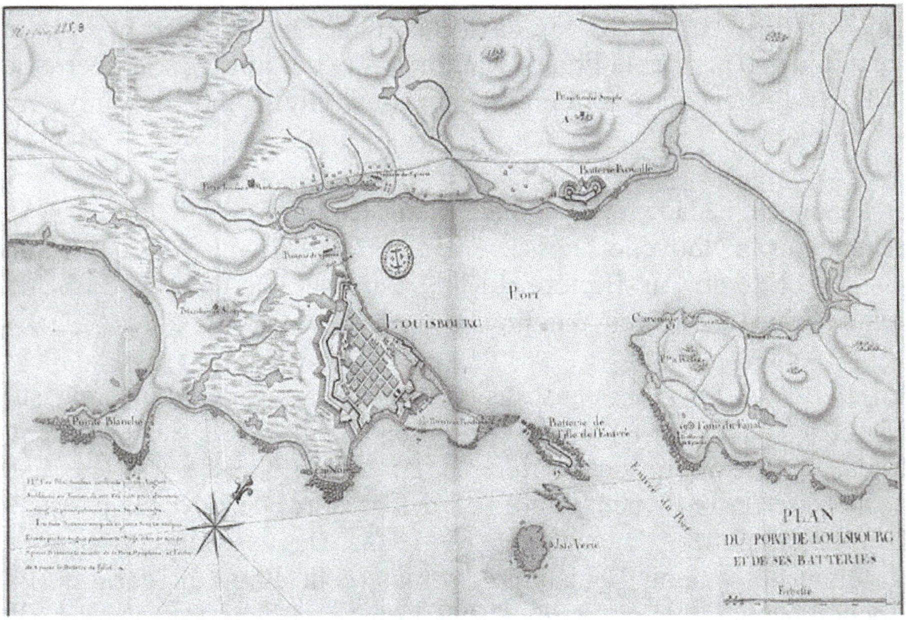

Figure 12 : Plan de Louisbourg et des batteries d'artillerie en 1751.

En 1763, à la signature du traité de Paris qui mit fin à la guerre de Sept Ans, les Acadiens quittèrent l'Acadie pour gagner la Louisiane, les Antilles ou le Canada. Des maladies et des épidémies ont joué un rôle stratégique important dans la perte de l'Acadie. Le premier médecin du port de Brest, Etienne Chardon de Courcelles, nous a légué le récit de ces épidémies.

Etienne Chardon de Courcelles[67] [68] [69] (1705-1775).

Né le 9 mars 1705 près de Rethel dans les Ardennes, il fit ses études de médecine à Paris et fut reçu docteur en médecine en 1735. Il pratiqua la médecine et la chirurgie sous les plus habiles médecins de Paris et fut reçu agrégé en l'Académie de Paris en 1741. Entré au service de la Marine le 1er juin 1742, il fut directeur de l'École de chirurgie de Brest, lui donnant l'essor qui en fit l'un des plus hauts lieux de la chirurgie française au XVIIIe siècle.

Le 2 avril 1746, il fut affecté à l'escadre de Louis Frédéric de La Rochefoucauld, duc d'Anville en qualité de médecin-en-chef et fit partie de l'expédition envoyée à Louisbourg pour reprendre l'île Royale aux Anglais. L'escadre, partie de l'île d'Aix, mit trois mois pour atteindre Chibouctou près d'Halifax. D'Anville mourut durant le voyage et fut remplacé par Constantin Louis d'Estourmel (1691-1765). Près des deux tiers de l'équipage furent atteints de scorbut et de typhus. Dépassé par les événements, d'Estourmel tenta de se suicider et fut remplacé par Jean-Pierre Taffanel de la Jonquière (1685-1752) qui ne vit qu'une solution : le retour en France.

De retour à Brest en octobre 1746 et lui-même atteint par le scorbut, Chardon de Courcelles fut placé avec 261 soldats scorbutiques sur un navire marchand hollandais transformé en navire-hôpital, *la Grande Amazone.* Il écrivit : « *Je m'étais embarqué sur ce bâtiment. Dès que ma santé me le permit, je descendis dans l'entrepont plutôt pour donner quelques consolations à ces pauvres malheureux que pour les soulager. Leur état était digne de pitié. Les uns n'avaient que la peau collée sur les os et ressemblaient plus à des spectres qu'à des hommes. Les autres étaient enflés par tout le corps couverts d'ulcères et pleins d'eau. Leurs dents ne tenaient plus dans les alvéoles ; les gencives étaient extraordinairement gonflées, pourries, et s'en allaient en lambeaux considérables. Leur sang leur sortait par la bouche et par le nez, sans pouvoir presque l'arrêter. En un mot, leurs corps étaient couverts d'ulcères et de corruption. On ne pouvait les*

[67] Brisou B, Sardet M. *Dictionnaire des médecins, chirurgiens et pharmaciens de la Marine, Op.cit.* p. 171-172.
[68] Jean-François Le Fur. *Étienne Chardon de Courcelles et le Service de santé de la Marine à Brest au XVIIIe siècle*, thèse de médecine, n° 90, Rennes, 1959.
[69] Louis F. *Devoirs de Mémoire. Op.cit.* pp. 98.

remuer qu'avec des précautions infinies, à cause des syncopes fréquentes dans lesquelles ils tombaient. Ils finissaient tous par des flux de sang et ils mourraient dans des syncopes, en prenant un bouillon ou lorsqu'on venait de les remuer ».

Il poursuit : « *La longueur de la traversée qui fut de deux mois moins quelques jours augmenta nos calamités. Lorsque nous relâchâmes à l'île-Dieu, il était mort 221 malades de 261 qu'on avait embarqués. Il n'en restait plus que 40 qui furent menés à l'hôpital de Rochefort dans un état désespéré. De ces 40 il n'en est réchappé que deux ou trois qui ne se sont pas rétablis complètement et qui se ressentiront toute leur vie cette fâcheuse campagne ».* La campagne de l'escadre du duc d'Anville s'achevait par un désastre avec environ 10 000 morts.

Dix ans plus tard, en pleine guerre de Sept Ans, une seconde escadre connut un drame du même ordre. Il s'agissait d'assurer la défense de Louisbourg. Le 3 mai 1757, l'escadre de Dubois de la Motte (1683-1764) appareillait et arriva devant Louisbourg le 19 juin. Au cours de l'été, l'état de la flotte se dégrada sous les coups de scorbut et du typhus[70], tant et si bien que le 30 octobre, Dubois de la Motte donna l'ordre du retour en France. À l'arrivée à Brest le 23 novembre 1757, on comptait 4 000 malades sur les 10 000 hommes de l'escadre. Le typhus « submergea » rapidement l'hôpital maritime, s'étendit à la ville de Brest et envahit la Bretagne. Chaudron de Courcelles, premier médecin du port de Brest depuis 1756, réquisitionna tous les locaux pouvant recevoir des malades. Il réquisitionna chirurgiens et apothicaires dans toutes les régions de l'Ouest. Il réquisitionna, pour répondre au manque d'infirmiers, les forçats, *« en choisissant ceux dont les cas sont les plus grâciables ».* En 1749, étaient arrivés à Brest 1 500 forçats venant des galères de Marseille, conséquence de la fusion des galères avec les vaisseaux.

Une enquête a donné un total de 10 000 morts parmi la population et de 3 600 chez les marins. Le service de santé fut durement touché perdant 5 médecins sur 15, plus de 150 chirurgiens et apothicaires et 200 infirmiers.

---

[70] Miloud M. *Les maladies infectieuses*. In Histoire de la Médecine, de la Pharmacie, de l'Art dentaire et de l'Art vétérinaire. Tome VI. Albin Michel, Laffont, Tchou, 1980 pp. 251-302.

Chardon de Courcelles expliqua ces désastres sanitaires par l'encombrement et la saleté des navires, les embarquements itératifs et le mauvais état de santé habituel de la majeure partie des marins, la mauvaise qualité de l'eau et surtout des vivres.

Directeur de l'École de médecine navale de Brest, Chardon de Courcelles, adressa en 1763 à François de Choiseul, un mémoire concernant l'École. Il proposa un nouveau règlement qui ne fut appliqué qu'en 1768 sous l'égide de Pierre Poissonnier (1720-1799) et de son frère Antoine dit Desperrières (1722-1795), qui furent tous deux inspecteurs généraux des hôpitaux de la Marine. Chardon de Courcelles mourut le 5 juillet 1775 à Brest. Il avait participé à la fondation de l'Académie de marine. Il est l'auteur de nombreux travaux dont un *Traité d'anatomie* (1750), un *Mémoire sur le régime végétal des gens de mer* (1781 posthume).

Le typhus ou « fièvre des hôpitaux et des prisons ou fièvre des vaisseaux[71] [72]».

Au siècle de Louis XIV, l'hygiène était à son plus bas niveau. L'insalubrité et la promiscuité favorisaient la multiplication des épidémies dans les armées ainsi que dans les hôpitaux qui étaient le plus souvent de véritables mouroirs. Les maladies, au premier rang desquelles les maladies infectieuses épidémiques, dépassaient complètement les capacités médicales et continuaient à tuer beaucoup plus de soldats que les combats.
Trois grands types de fièvres[73] étaient distinguées dans les armées : les fièvres rémittentes saisonnières des camps qui correspondaient à la dysenterie, soit la maladie épidémique qui régnait le plus souvent dans les troupes ; les fièvres des marécages incluant le paludisme ; et les fièvres des prisons et des hôpitaux qui étaient dominées par le typhus. Le terme de « typhus » désignait plusieurs types d'infections épidémiques touchant les grands rassemblements militaires et dont la

[71] Martin M. *Les rickettsioses typho-exanthématiques. Pathologie Exotique*. Éditions Doin, 1965, pp. 405-436.
[72] Cavallo J-D. Des fièvres aux maladies infectieuses. Trois siècles de lutte contre l'infection. *Médecine et armées* 2008 ; 36 :517-526.
[73] Miloud M. Maladies infectieuses. In *Histoire de la Médecine, de la Pharmacie, de l'Art dentaire et de l'Art vétérinaire*. Tome VI. Albin Michel, Laffont,Tchou, 1980. pp. 251-302.

plus sévère était le typhus exanthématique, principal responsable de la « fièvre des hôpitaux et des prisons ». Il était aussi responsable de la « fièvre des vaisseaux » sur lesquels l'insalubrité et la promiscuité étaient à leur comble.

Le typhus, encore appelé typhus historique, a été identifié en 1546 pour la première fois sous le nom de *morbus lenticularis* par Fracastoro (1483-1553) qui a reconnu sa transmission d'homme à homme et a souligné le rôle favorisant de la misère. En 1536, Gerolimo Cardano (1501-1576) mathématicien, philosophe, astrologue, inventeur et médecin italien, avait déjà perçu le rôle des parasites du corps dans la contagion. C'est un médecin français, François Boissier de Sauvages (1706-1767), de Montpellier, qui en 1760, frappé par l'état stuporeux des malades atteints de cette fièvre maligne, proposa le nom de typhus[74].

Howard Taylor Ricketts (1871-1910) isola, entre 1906 et 1909, un nouveau type de micro-organisme auquel appartient le germe responsable du typhus. Charles Nicolle (1866-1936), à Tunis, attribua aux poux le rôle dans la transmission de la maladie, ce que confirma Edmond Sergent (1876-1969) en isolant l'agent du typhus des déjections des poux. Ricketts en 1910 et Stanislas Von Prowazek (1875-1915) en 1915 moururent au chevet de leurs malades atteints du typhus, d'où le nom de *Rickettsia prowazeki* qui fut donné à l'agent pathogène du typhus.

Le typhus historique a été responsable de plusieurs épidémies pendant les deux guerres mondiales, en particulier dans les camps nazis en 1944-1945. Les insecticides pour lutter contre les poux, les antibiotiques pour tuer la rickettsie ont transformé le typhus en une maladie bénigne, qui continue néanmoins de sévir dans les pays où l'hygiène est peu développée. L'épidémie du Burundi en 1974 a atteint dix mille personnes.

C'est afin de préserver les ports des maladies épidémiques, comme le typhus, que la Marine avait depuis le XVIIe siècle ouvert des lazarets sur l'île de Tréberon en rade de Brest et sur la presqu'île de Saint-

---

[74] Le mot typhus vient du grec τῦφος tuphos qui signifie « stupeur, torpeur ».

Mandrier en rade de Toulon. Les escadres au retour d'outre-mer devaient être placées en quarantaine pour éviter la diffusion de la maladie au port, voire à la ville ou à la région, comme à Brest en 1757.

La France au Canada

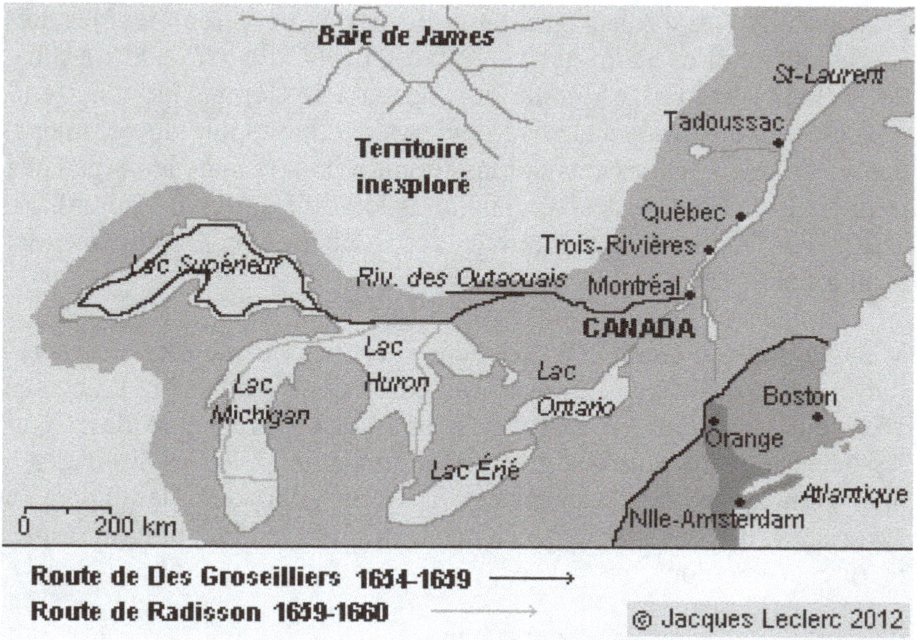

Figure 13 : Le Canada vers 1660

La colonisation française du Canada débuta le 3 juillet 1608 par la fondation de la ville de Québec par Samuel de Champlain qui avait déjà exploré le fleuve Saint-Laurent (1603) et avait voyagé en Acadie de 1604 à 1607. Le poste de Tadoussac, poste de traite et de fourrures, avait été fondé en 1600 et la ville de Trois-Rivières fut fondée en 1634. Québec est un bon site, facile à défendre. Le commerce des fourrures avec les tribus locales, les Hurons[75], va se développer rapidement. Mais Champlain s'était engagé à les aider dans leur lutte contre les Iroquois. La guerre contre les Iroquois va durer jusqu'en 1701 et coûter la vie à plusieurs colons. En 1611, Champlain ouvrit un

[75] Les Hurons-Wendats sont une nation première amérindienne du sud de l'Ontario, au Canada qui était en guerre contre les Iroquois à l'arrivée des Français. L'alliance franco-Wendate et les alliances formées par les Iroquois avec les Néerlandais, puis avec les Britanniques, imbriquèrent cette guerre à celle des puissances colonisatrices. Dès 1649, les Iroquois massacrèrent les Hurons en grand nombre.

poste de traite des fourrures à l'île de Montréal. En 1613, il fut blessé et dut passer l'hiver chez les Hurons.
En 1615, Champlain ramena de France les premiers Frères Franciscains (les « robes grises »). En 1635, ce furent les Jésuites (les « robes noires ») qui arrivèrent au Québec. En 1627, le Cardinal de Richelieu confia la colonie du Canada à la Compagnie des Cent-Associés, une compagnie privée qui avait le monopole du commerce des fourrures. Quatre cents colons furent recrutés, mais leurs bateaux tombèrent aux mains des Anglais dans le golfe du Saint-Laurent. En 1629, les Anglais s'emparèrent de Québec que Champlain dut abandonner.

Mais, la prise de Québec fut déclarée illégale, puisque survenue après l'arrêt des hostilités en Europe. Québec fut donc rendue à la France en 1632 et Champlain en reprit possession. La Compagnie des Cent-Associés n'ayant plus d'argent, céda son monopole des fourrures à une Compagnie créée sur place, la Compagnie des Habitants qui accorda à des « *seigneurs* » locaux des terres à condition qu'ils recrutent des colons.

En 1635, Champlain fut victime d'une attaque cérébrale qui le laissa paralysé. Il n'était plus en mesure de diriger la colonie et mourut à Québec en décembre 1636. En 1639, c'est l'île de Montréal qui fut cédée à des laïcs qui voulaient évangéliser les Amérindiens. Ils fondèrent Ville-Marie en 1642, qui deviendra la ville de Montréal. Une infirmière, Jeanne Mance (1606-1673), y ouvrit le premier hôpital, l'Hôtel-Dieu de Montréal.

En 1663, Louis XIV prit le contrôle de la Nouvelle-France qui fut alors gouvernée par le « Conseil souverain », de 1663 à 1759, nommé par le Roi. Le poste d'intendant pour le Canada, l'Acadie et Terre-Neuve fut confié à Jean Talon (1626-1694), chargé de développer la colonie. Surnommé *« le Bâtisseur »,* il y resta cinq ans et demi, favorisa l'immigration, fit venir des filles orphelines dotées par le Roi, appelées les 1 000 Filles du Roi, qui devaient se marier à leur arrivée. Un régiment de 1 200 hommes fut envoyé pour assurer la sécurité. Talon obtint que les soldats qui le voulaient demeurent sur place à la fin de leur service.

La guerre de Sept Ans (1756-1763) qui opposa en particulier le Royaume de France à celui de Grande-Bretagne, eut pour conséquence la conquête du Canada par les Britanniques. Ceci expliquant cela, à la veille de la guerre, les colons français n'étaient que 90 000, alors que les colons britanniques étaient 1 500 000 ! Ce manque de dynamisme de la France en dehors de ses frontières se retrouve également dans d'autres parties du monde et explique la prééminence actuelle de la langue anglaise sur le français.

En septembre 1759, les Britanniques attaquèrent les Français au Québec. Les Français conduits par Louis Joseph de Montcalm (1712-1759) - le lieutenant-général - résistèrent mais Montcalm fut tué au combat. Jean Baptiste Nicolas Roch de Ramezay (1708-1777), officier de marine qui avait remplacé Montcalm, signa la capitulation de Québec le 18 septembre 1759. À son tour, Montréal fut attaqué en 1760 et se rendit sans combattre. Pierre de Rigaud, marquis de Vaudreuil (1724-1802), officier de marine, signa la reddition. La défaite française fut officialisée par le traité de Paris signé le 10 février 1763. Au terme du traité, la Grande-Bretagne obtenait les possessions françaises de l'île Royale (île du Cap-Breton), le Canada (Québec), les bassins des Grands Lacs et la rive à l'est du Mississippi.

La France conserva des droits de pêche à Terre-Neuve et dans le golfe du Saint-Laurent. Elle fit l'acquisition de Saint-Pierre-et-Miquelon.

Après la proclamation royale au 14 juillet 1763 qui définissait le cadre administratif et juridique des nouvelles colonies cédées à la Grande-Bretagne par le traité de Paris, l'Acte de Québec du 22 juin 1774 reconnaissait aux Canadiens français le droit de conserver leur langue, leur droit civil et leur religion catholique.

Mais c'est plus de 150 ans avant la survenue de ces évènements, en 1606, qu'était arrivé en Nouvelle-France un apothicaire, Louis Hébert (1775-1627) qui est considéré comme le premier « agriculteur » de la Nouvelle-France. Il s'installa tout d'abord en Acadie, puis ensuite au Canada.

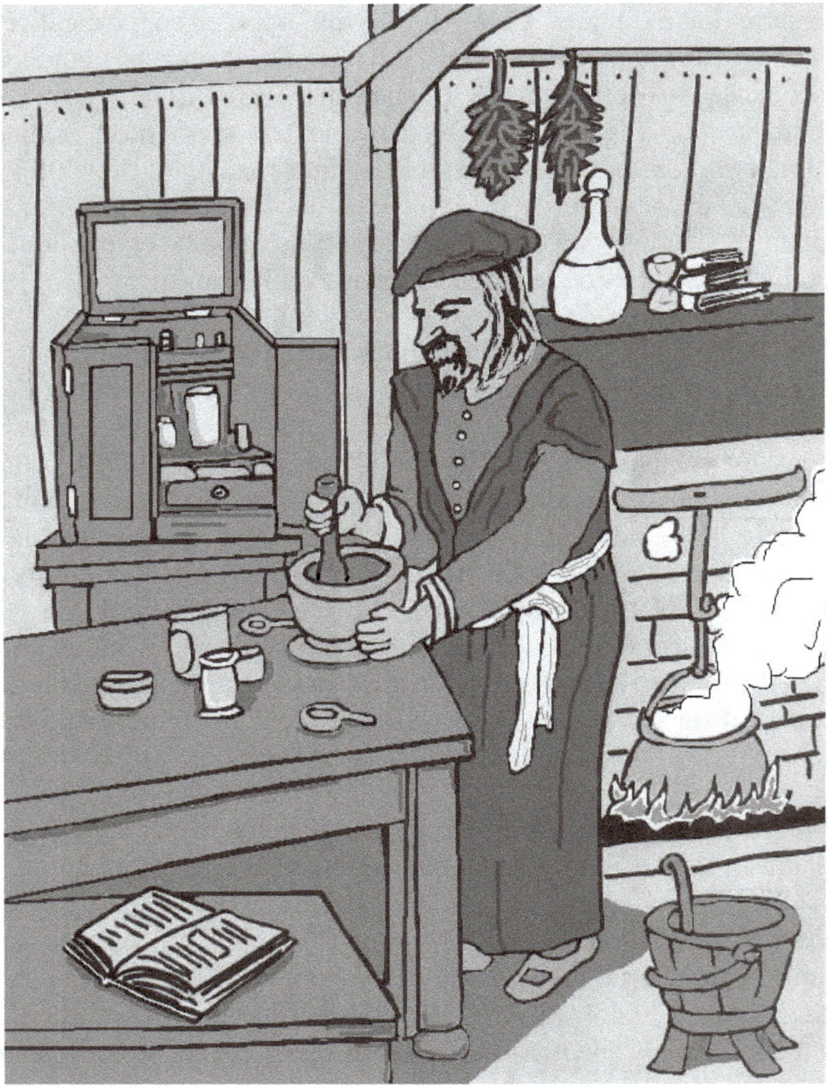

Figure 14 : Louis Hébert.

Louis Hébert[76] [77] (1575-1627)

Né en 1575 à Paris, son père Nicolas Hébert était un « marchand-apothicaire ». Tout au long de son enfance, Hébert entendit parler du Nouveau-Monde, et plus particulièrement de l'Acadie, par son oncle Pierre Maheut, lui-même apothicaire. Il suivit une formation d'apothicaire et en 1600, à l'âge de 25 ans, il accéda au titre de marchand-apothicaire, ce qui l'amena à fréquenter à Paris les divers jardins de la noblesse, dont certains cultivaient des végétaux en provenance du Nouveau Monde. Il s'engagea comme apothicaire de la Nouvelle-France le 24 mars 1606 avec Pierre Dugua de Mons. Louis Hébert quitta le port de La Rochelle à destination de Port-Royal où il arriva le 13 mai 1606. Durant les premiers temps, il conçut des jardins pour y semer le blé, la vigne et d'autres plantes nourricières. Il en profita pour observer en détail les différents types d'arbres et de plantes (chênes, cyprès, sapins et lauriers) du territoire. Il accompagna également Dugua de Mons dans diverses expéditions d'exploration du territoire autour de la colonie de Port-Royal. En 1607, le monopole de Pierre Dugua fut révoqué et Louis Hébert s'en retourna en France. Il présenta au gouvernement un rapport dans lequel il faisait état du grand nombre de plantes nourricières et médicinales qui pourraient assurer la subsistance et la sécurité de futurs colons.

Louis XIII lui renouvela son appui et il quitta la France le 26 janvier 1611 en compagnie de Dugua de Mons et d'une trentaine d'hommes. Durant les premiers temps à Port-Royal, en Acadie, il s'occupa principalement des labourages et des végétaux. Mais l'hiver 1613 fut particulièrement difficile pour la colonie dont la population se trouvait dans un état de quasi-famine, n'ayant pas été ravitaillée. Les maigres provisions en réserve furent complétées avec du maïs auquel fut ajouté du blé en provenance des provisions des membres de la Compagnie de Jésus. Durant cette période, Louis Hébert assura le commandement de la colonie de Port-Royal.

[76] Bouvet M. « L'apothicaire Louis Hebert, premier colon français au Canada ». *Revue d'histoire de la pharmacie*, 1954, 142, pp. 328-334 et 143, pp.378-381.
[77] *Dictionnaire biographique du Canada 1966-2021*. Université Laval / University of Toronto.

Au mois de novembre 1613, la colonie fut saccagée par les Anglais. Les jardins où Hébert étudiait le comportement de plantes européennes en climat américain furent détruits, ce qui l'obligea à retourner en France.

En 1616, Samuel de Champlain, de passage à Paris, invita Louis Hébert à s'installer au Canada, à Québec, dans le but de joindre un groupe de colons qui développaient la nouvelle colonie du Canada depuis dix ans. Louis Hébert accepta l'invitation et arriva à Tadoussac le 14 juin 1617. C'était un lieu favorable à une habitation permettant de vivre de l'exploitation de la terre et d'étudier les différentes plantes de la région. On lui céda dix arpents de terre et il s'installa avec sa femme et ses trois enfants. Il est reconnu, comme premier colon du Canada, et sa femme comme la première femme française à fouler le sol de la Nouvelle-France.

En 1620, les marchands de Rouen et de Saint-Malo furent remplacés à la tête de la colonie par les marchands huguenots de Caen. Dans ce contexte, des tensions entre Samuel de Champlain et ces derniers se firent grandement sentir. Lorsqu'il fut confirmé dans sa charge et revint en Nouvelle-France, Louis Hébert devint procureur du roi en prenant la charge de l'administration de la justice. Il participa également à la première assemblée de délibération des affaires de la colonie. En soutien au fondateur de Québec, Samuel de Champlain, il signa une lettre de doléance dénonçant les nouveaux maîtres de la colonie. Cette lettre qui fut envoyée en France, mettait l'accent sur l'incompétence des compagnies pour diriger la colonie et faisait un plaidoyer en faveur de l'agriculture. Il en résulta, sur ordre du Conseil privé de Paris, la réorganisation de la compagnie. En février 1623, tout en poursuivant ses activités d'agriculteur et d'apothicaire, Louis Hébert obtint d'Henri II de Montmorency (1595-1632), vice-roi de la Nouvelle-France, des terres au cœur de la ville de Québec, au fief du Sault-au-Matelot.

Trois ans plus tard, Louis Hébert était élevé au rang de seigneur. C'est la seigneurie de Notre-Dame-des-Anges, à proximité de Québec, qui lui fut concédée en partage avec les pères jésuites. Mais il n'eut guère le temps de profiter de son ennoblissement puisqu'il mourut le 25 janvier 1627 des suites d'une chute sur la glace qui lui fracassa le crâne.

En 1639, les Jésuites entreprirent de construire l'hôpital de Québec. Pour la gestion et les soins ; ils obtinrent la venue de trois Sœurs Hospitalières de la Miséricorde de Jésus. Un dispensaire fut d'abord édifié à Fort-Saint-Louis-de-Québec, puis un hôpital appelé « Hôtel-Dieu » fut inauguré au printemps 1646.

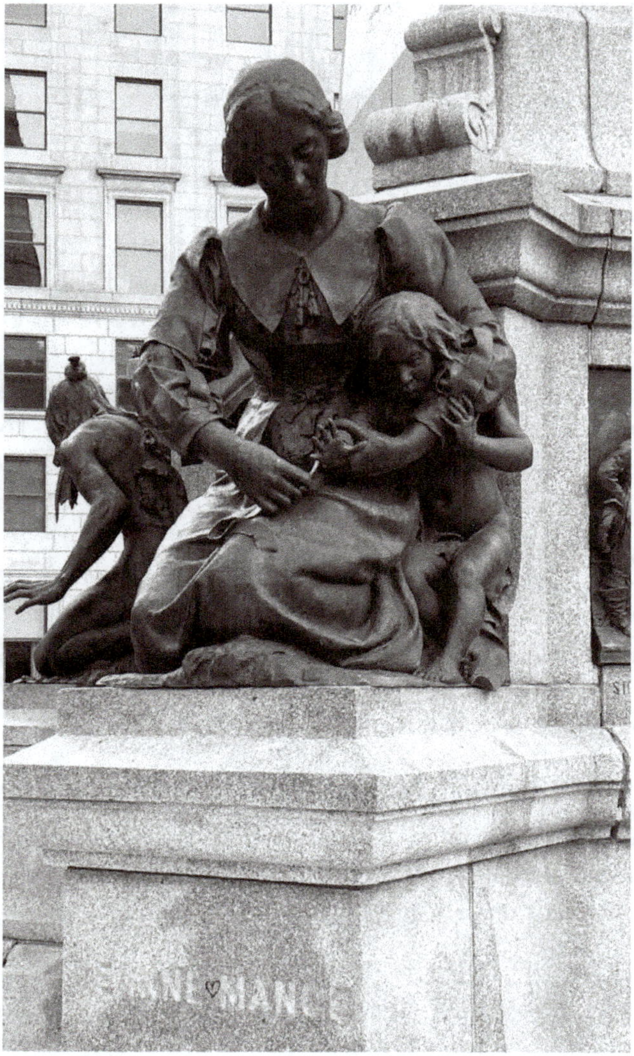

Figure 15 : Buste de Jeanne Mance à Montréal.

L'hôpital de Montréal, lui aussi dénommé « Hôtel-Dieu[78] », fut construit en 1642 à Ville-Marie au pied du Mont-Royal, et confié à une infirmière laïque, Jeanne Mance. La vie de Jeanne Mance mérite qu'elle ait une place parmi les médecins, chirurgiens et apothicaires qui ont servi en Nouvelle-France.

Jeanne Mance[79] [80] (1606-1673)

Née le 12 novembre 1606, elle était la fille de Charles Mance, procureur du roi de France à Langres. Elle s'initia au métier de soignante en se consacrant aux victimes de la guerre de Trente Ans et de la peste, deux fléaux qui ont ravagé Langres dans les années 1630. En avril 1640, elle revit un de ses cousins germains, chapelain de la Sainte-Chapelle de Paris, qui lui parla du mouvement missionnaire en Nouvelle-France. Elle partit pour Paris le 30 mai 1640 où elle apprit qu'une veuve fortunée, Marie Madeleine de la Peltrie (1603-1671), était partie en 1639 pour le Québec afin d'y fonder un hôpital. Elle fit alors la connaissance d'Angélique Faure de Bullion (1593-1664), une autre riche veuve, qui voulait établir un hôpital au Canada. Pour cela, il fallait trouver *« une fille ou femme de vertu assez héroïque et de résolution assez mâle pour venir dans ce pays prendre le soin de toutes les denrées et marchandises nécessaires à la subsistance de ce monde et pour servir en même temps d'hospitalière aux malades ou blessés».* Jeanne Mance accepta de mener à bien ce projet et partit de La Rochelle le 9 mai pour atteindre Québec le 8 août où elle retrouva Marie Madeleine de la Peltrie.

L'hôpital devait se construire à Montréal[81]. Au printemps 1642, un convoi partit de Québec pour Montréal avec à sa tête le gouverneur Charles Huault de Montmagny (1583-1657). Jeanne Mance assuma la direction des opérations. Elle est considérée avec Paul de Chomedy de

[78] Un hôtel-Dieu, était un hôpital qui recevait les orphelins, indigents et pèlerins et qui était administré par l'Église.
[79] Mario Robert, « *Jeanne Mance, 1606-1673* ». *Archivesdemontreal.com*, 6 novembre 2006.
[80] Marie-Claire Develuy. Jeanne Mance. *In Dictionnaire biographique du Canada.* Volume I (1000-1700). - Université Laval / University of Toronto, 2003.
[81] Lessard R. De France à Nouvelle-France : la pratique médicale canadienne aux XVIIe et XVIIIe siècles. *Annales de Bretagne et des pays de l'Ouest 1988*, 95-4, pp. 421-433.

Maisonneuve (1612-1676) - le premier gouverneur de la ville - comme l'un des deux principaux fondateurs de la ville de Montréal. Après une installation précaire, les travaux de l'hôpital commencèrent en 1645. Trop petit, le bâtiment fut remplacé par un nouvel édifice en 1654. Jeanne Mance, infirmière laïque, fut secondée par des Sœurs Hospitalières à partir de 1659. Après le départ du gouverneur de Montréal et bien que périodiquement en conflit avec l'évêque de Québec, Mgr François de Montmorency Laval, Jeanne Mance continua d'œuvrer à l'Hôtel-Dieu de Montréal avec l'appui des Prêtres de Saint-Sulpice et en assura la direction de l'hôpital jusqu'à la fin de sa vie, le 18 juin 1673. Malgré sa maladie, elle rédigea elle-même un testament, par lequel elle léguait son cœur aux Montréalais et demandait aux Sœurs Hospitalières de prendre soin de son corps. Sa dépouille fut placée dans la crypte de la chapelle de l'actuel Hôtel-Dieu de Montréal, où elle repose toujours aujourd'hui. Sa cause de béatification a été introduite en 1959. Le vendredi 7 novembre 2014, le pape François a autorisé la Congrégation pour la cause des saints à promulguer le décret reconnaissant les vertus héroïques de Jeanne Mance et qu'elle devienne vénérable, première des trois étapes vers la canonisation.

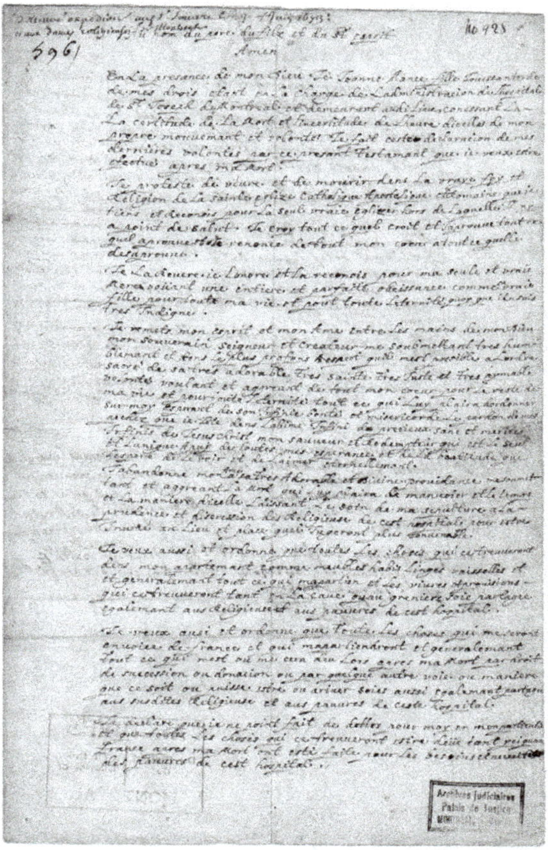

Figure 16 : Le testament de Jeanne Mance

La médecine pratiquée au Canada demeurait, aux XVIIe et XVIIIe siècles, essentiellement française. Michel Sarrazin (1659-1734), le médecin le plus célèbre du Canada, y a exercé la médecine pendant plus de quarante ans. Il était d'origine militaire, comme près de la moitié des membres du corps médical.

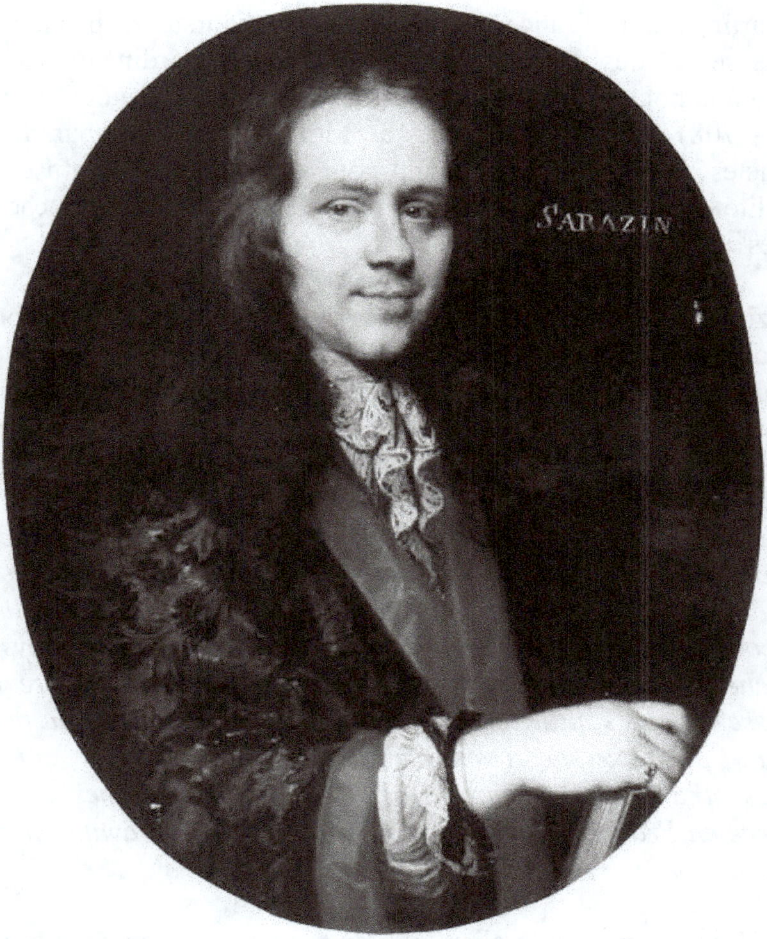

Figure 17 : Michel Sarrazin

Michel Sarrazin[82] (1659-1734)

Il naquit en 1659 à Nuits, en Bourgogne, fils de Claude Sarrazin, fonctionnaire à l'abbaye de Cîteaux. Il débarqua en Nouvelle-France en 1685, comme chirurgien de la marine. Le 12 septembre 1686, il fut nommé chirurgien-major des troupes. Il remplit sa fonction tant à Montréal qu'à Québec où il résidait. En 1692, pendant un séjour à Montréal, il tomba gravement malade et dut passer un mois à l'hôpital, puis il se retira à Québec.

[82] Rousseau J. Sarrazin Michel, dans *Dictionnaire biographique du Canada*, vol. 2, Université Laval/University of Toronto, 2003, consulté le 05/03/2021.

Il repartit pour la France en 1694 afin d'y poursuivre pendant trois années ses études de médecine. Il fréquenta le Jardin du Roi où il s'initia à la botanique sous la direction de Joseph Pitton de Tournefort (1656-1708) qui avait étudié à Montpellier, « le paradis des botanistes ». Tournefort est connu pour s'être obstiné à refuser toute sexualité aux plantes, ne voyant dans le pollen que le « caca des plantes[83] ».

Sarrazin revint au Canada en 1697, après avoir obtenu son doctorat en médecine à Reims, avec le titre de médecin du Roi. Il mit à profit l'escale à Terre-Neuve pour y observer les plantes américaines et herboriser. Désormais, Sarrazin ne comptait plus se limiter uniquement à ses activités médicales, mais désirait explorer systématiquement la flore et la faune du pays. Aussi, peut-on lire dans les arrêts du Conseil de Québec : « *Et comme il y a bien de l'apparence que le sieur Sarrazin a eu d'autres veuës en revenant en Canada que celle de traitter seulement les malades, sapliquant beaucoup aux dessection des animaux rares qui sont en ce pays ou à la recherche de plantes inconnues on a tout lieu de croire et de craindre qu'après qu'il sera pleinement satisfait ladessus ou plustost quelque personne de consequence de sa profession qui nous paroissent avoir bonne part a ces sortes de recherches il ne sen retourne en France flatté de leur protection et de son avancement par leur moyen* ».

Si Sarrazin devenait naturaliste, il n'en pratiquait cependant pas moins fidèlement la médecine à laquelle il consacra la plus grande partie de son temps jusqu'à sa mort. À plusieurs reprises, il fut contaminé par ses malades. À bord de la *Gironde*, sur laquelle il voyagea en rentrant au Canada après son stage d'études, une épidémie de fièvre « pourpre »[84] se déclara et le médecin dut se prodiguer au chevet de tous. Il contracta le mal et en réchappa. En 1700, sévit à Québec un autre fléau, la grippe, puis, en 1702 et en 1703, la variole (annexe 5),

---

[83] Pelt J-M. Joseph Pitton de Tournefort ou le refus du sexe. In « *La Cannelle et le Panda* », Librairie Arthème Fayard, 1999, pp 63-74.

[84] La fièvre « pourpre » ou « pourprée » est une fièvre aiguë, continue, exanthémateuse qui recouvre deux entités : la fièvre pourprée rouge et la fièvre pourprée blanche. D'après l'Encyclopédie de Louis de Jaucourt de 1751 (1re éd., Tome 13, p. 247-248), « *le pourpre était souvent un effet de scorbut* ».

et en 1709, la fièvre jaune. Chaque fois, les victimes furent nombreuses et Sarrazin ne connût aucun répit.

Les activités scientifiques de Sarrazin le conduisirent à l'Académie royale des Sciences de Paris le 4 mars 1699. Chaque année, les bateaux de la Nouvelle-France rapportaient des lettres destinées à des hommes de science français. D'une lettre adressée à Antoine de Jussieu (1686-1758), botaniste et médecin, le 11 octobre 1728, subsiste cet extrait : « *La guerre que nous avons à soutenir avec les Sauvages appelés Renards trouble le projet que j'avais fait de vous envoyer des plantes et graines qui naissent dans le pais d'où je les attendois* ».
Dans le champ de la zoologie, Sarrazin fit surtout œuvre d'anatomiste. Des dissections extrêmement minutieuses d'animaux du Canada firent l'objet de communications à l'Académie et furent en partie publiées dans les mémoires de cette institution.

L'étude de la botanique présente mille embûches dans une colonie affligée de constantes guérillas. Sarrazin écrit : « *Je ne scai si l'on croit qu'on herborise en Canada comme en France. Je parcourerois plus aisément toutte l'Europe, et avec moins de danger que je ne ferois 100 lieues en Canada, et avec plus de péril* ». Ce qui ne l'empêcha pas, pendant plus de 20 ans, de 1698 à 1717, d'expédier des spécimens qui font toujours partie des herbiers du Muséum d'Histoire naturelle. Aux spécimens d'herbier, Sarrazin ajoutait des semences et des plantes vivantes pour les parterres du Jardin du Roi. À chaque envoi, des notes s'ajoutaient aux spécimens d'herbier. Sébastien Vaillant (1669-1722), professeur au Jardin du Roi, initiateur de la classification naturelle des plantes mise plus tard au point par Antoine-Laurent de Jussieu (1748-1836), un neveu d'Antoine, étudiait le matériel avec soin, groupait les notes et y ajoutait ses commentaires pour en faire un *Catalogue des plantes du Canada*. Parmi les tout premiers végétaux envoyés par Sarrazin, Pitton de Tournefort découvrit une espèce, qu'il dédia à Sarrazin et qui porte toujours le nom de « *Sarracenia purpurea* ».

L'œuvre écrite de Michel Sarrazin, parue sous sa signature ou dans les travaux d'autres botanistes, comprend plusieurs titres. Les « *Observations de Mr. Sarrazin* » comportent la description de quatre érables canadiens. On attribue aussi à Sarrazin des descriptions d'espèces contenues dans les éditions de 1700 et de 1719 des « *Institutiones rei herbariae* » de Tournefort. L'« *Établissement d'un nouveau genre de plante nommé Araliastrum duquel le gin-seng des Chinois est une espèce* », de Sébastien Vaillant, comprend une description du ginseng du Canada, espèce très proche du ginseng chinois et coréen. Sarrazin écrit à l'abbé Jean-Paul Bignon (1662-1734), oratorien, bibliothécaire du Roi : « *J'envoie au Jardin royal des racines vivantes de ginseng ; je prie monsieur Vaillant de vous envoyer des racines desséchées afin de vous rajeunir, si vous êtes âgé, et de bien soutenir votre jeunesse si vous êtes assez heureux de l'être encore* ».

Sarrazin devint membre du Conseil supérieur du Canada le 30 juin 1707 et à ce titre participa à l'administration de la colonie. En 1733, il devint garde des sceaux. Il avait épousé Marie-Anne Hazeur, née au Québec, âgée de 20 ans alors qu'il en avait cinquante-trois. Ils eurent sept enfants. L'aîné, Joseph-Michel, né le 13 juillet 1715 à Québec, se rendit à Paris en 1731, pour y poursuivre ses études de médecine, afin de succéder à son père dans la charge de médecin du Roi. Mais, il mourut en France de la variole le 22 septembre 1739, avant d'avoir complété sa formation.

Michel Sarrazin est mort à Québec le 8 septembre 1734.

L'œuvre de Michel Sarrazin en botanique a été poursuivie par Jean-François Gaultier (1708-1756), médecin du Roi arrivé à Québec en 1742.

Jean-François Gaultier[85] (1708-1756)

Né à La Croix-Avranchin près du Mont-Saint-Michel[86], le 6 octobre 1708, il a étudié la médecine à Paris où il commença à exercer au milieu des années 1730. Après la mort de Michel Sarrazin en 1734, le poste de médecin du Roi avait été laissé vacant pendant sept ans, « gardé » pour son fils Joseph-Michel, étudiant en médecine à Paris, qui mourut en 1739. Gaultier sollicita et obtint le poste en 1741.

[85] Boivin B. Gaultier Jean-François. *Dictionnaire biographique du Canada,* vol. 3, Université Laval/University of Toronto, 2003.
[86] Tésio S. De La Croix-Avranchin à Québec. Jean-François Gaultier, médecin du roi, de 1742 à 1756. *Annales de Normandie 2005* ; 55-5 : 403-426.

Gaultier était déjà un médecin naturaliste connu des frères de Jussieu[87]. Antoine de Jussieu (1686-1758), l'aîné, avait été nommé en 1709 à la chaire de botanique, vacante depuis le décès de Joseph Pitton de Tournefort. Bernard de Jussieu (1699-1777), le cadet était le successeur de Sébastien Vaillant comme intendant du Jardin du Roi. Vaillant avait compilé une « *Histoire des Plantes de Canada* » dont Gaultier emporta une copie avec lui à Québec.

Ce n'est qu'en avril 1742 que Gaultier partit pour le Canada sur le *Rubis,* annoncé par Jean-Frédéric Phélypeaux, comte de Pontchartrain et de Maurepas (1701-1781), secrétaire d'État à la Marine, au gouverneur Charles de Beauharnois de La Boische (1671-1749). En 1745, devenu le premier naturaliste du Canada, il fut élu membre correspondant de l'Académie des Sciences. C'est Gaultier qui en 1749 servit de guide à Pehr Kalm (1716-1779), un naturaliste finlandais, élève et ami de Carl Von Linné (1707-1778) et expert dans l'application de la botanique à l'agriculture, qui après deux mois d'herborisation au Canada, écrivit « *Flora canadensis* », manuscrit disparu, mais que Linné avait consulté. Kalm, reconnaissant, dédia à Gaultier le genre « *Gaultheria* », tisane de thé des bois, qui comprend environ 150 espèces.
Jean-François Gaultier exerça à l'Hôtel-Dieu de Québec, où il traitait les fièvres, les dysenteries, les « flux de ventre », les maladies pulmonaires, la coqueluche. Médecin, il fut également et surtout météorologue, astronome, botaniste, minéralogiste et zoologiste. C'est la botanique qui, avec la météorologie, absorbait le gros de son effort intellectuel, en continuité avec l'œuvre de Sarrazin. Une étroite collaboration s'établit dans le domaine de la botanique entre Gaultier et Roland-Michel Barrin de La Galissonnière (1693-1756), gouverneur par intérim de 1747 à 1749.

Il est l'auteur de : *Histoire du sucre d'érable* (v. 1750). *Manière de retirer le suc résineux du pin, et d'en faire le brai-sec et la résine jaune suivant les pratiques qu'on suit au Canada* (1755), *Observations botanico-météorologiques faites à Québec*

[87] Pelt J-M. Une tribu de botanistes : les Jussieu. *In La Cannelle et le Panda,* Librairie Artème Fayard 1999, pp. 75-92.

Jean-François Gaultier décéda du typhus le 10 juillet 1756. L'un des navires de l'escadre qui avait amené Louis Joseph Montcalm (1712-1759) au Canada avait également amené le typhus. Environ 1 000 personnes en furent atteintes. Hors de la « confrérie » des botanistes, Gaultier est connu grâce à William Kirby (1817-1906), un écrivain, qui en fit un personnage de son roman *The Golden Dog* (le Chien d'or) publié en 1877.

La France en Louisiane

Tout partit de la région des Grands Lacs dans les années 1670. En 1672, Louis Jolliet (1645-1700), un Canadien né à Québec, partit de la mission jésuite des Grands Lacs, avec le Père Jacques Marquette (1637-1675) - un jésuite – et atteignit le Mississippi, parcourant 1 200 milles[88]. Mais parvenu à quelques centaines de kilomètres de l'embouchure, il rebroussa chemin pour ne pas pénétrer dans le territoire du Roi d'Espagne. En 1682, René-Robert Cavelier de la Salle (1643-1687) explora le bassin du Mississippi jusqu'à son embouchure et donna à un immense territoire, le nom de Louisiane en l'honneur de Louis XIV (1638-1715). Ce territoire s'étendait des Grands Lacs jusqu'au golfe du Mexique.

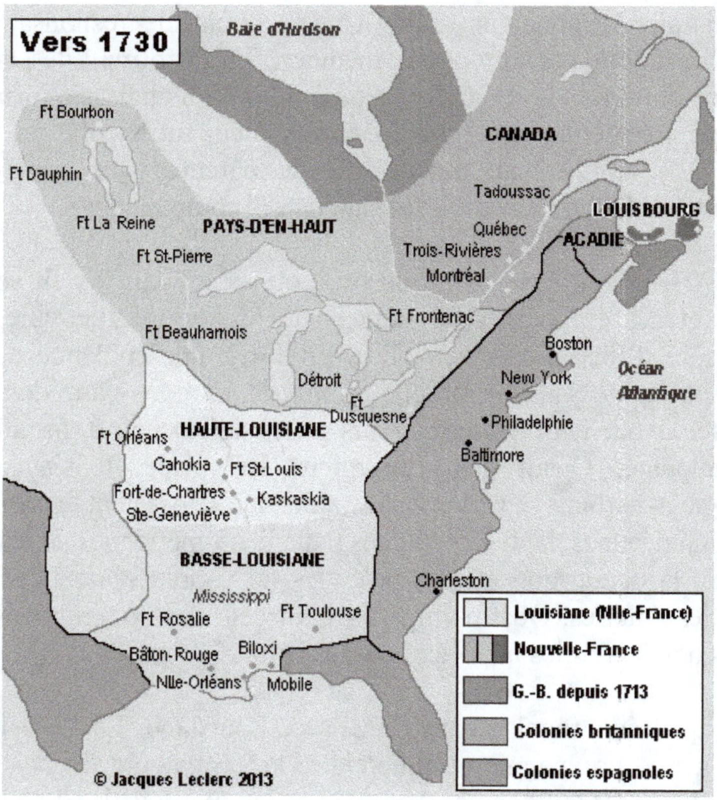

Figure 18 : Carte de la Louisiane vers 1730.

[88] Mille terrestre : 1 609 mètres, mille nautique : 1 852 mètres.

Pierre le Moyne d'Iberville (1661-1706) officier de marine né à Ville-Marie au Canada, fut choisi en 1697 par le secrétaire d'État à la marine, Louis de Pontchartrain (1643-1727), pour occuper les bouches du Mississippi. Il quitta la France le 24 octobre 1698, fit escale à Saint-Domingue le 4 décembre, reconnut la baie de la Mobile et l'île Dauphine, s'installa en 1699 à la baie de Biloxi où il fit bâtir un fort, le fort Maurepas. Un ancien compagnon de Cavelier de la Salle, Henri de Tonti (1649-1704), installé au pays des Illinois autour du confluent de Mississippi et du Missouri, le rejoignit. Il put entretenir de bonnes relations avec les Amérindiens de la région. Iberville retourna en France pour solliciter l'appui de Louis XIV : « *Donnez-moi des laboureurs pour ne pas vous obliger à nous envoyer des vivres* ».

En 1702, un fort fut érigé sur le cours de la rivière Mobile, le Fort-Louis-de-la-Mobile. Sur ordre du Roi, un intendant, appelé « commissaire-ordonnateur » fut affecté en Louisiane, responsable de la justice, de la police et surtout des finances. Il transforma l'île Dauphine en avant-port de Fort-Louis, estimant qu'il s'agissait d'un bon mouillage. Le premier commissaire-ordonnateur fut Nicolas de la Salle (1655-1710), qui n'avait aucun lien de parenté avec René-Robert Cavalier de la Salle, même s'il fut l'un de ses compagnons.

Après 1702, Iberville ne revint plus en Louisiane, mais il y fit venir des engagés et des esclaves. Jean Baptiste le Moyne de Bienville (1680-1767), frère d'Iberville, le remplaça. En 1704, une épidémie de fièvre jaune apportée de Saint-Domingue fit plus de 30 morts parmi les colons, malgré le dévouement de deux Sœurs grises de Rochefort, installées sur l'île Dauphine. Quant aux chirurgiens sur place, il s'agissait de « chirurgiens-barbiers », peu instruits, alors que sévissaient le scorbut, les fièvres paludéennes, la dysenterie, les maladies vénériennes, le tétanos, la gangrène, la dénutrition et les épidémies de variole et de fièvre jaune venues des Antilles. Quatre-vingt-dix pour cent des Amérindiens furent victimes des épidémies importées par les colons.

En 1711, un édit royal sépara Canada et Louisiane. La Louisiane fut vendue à une compagnie commerciale, la compagnie du Mississippi créée en 1712 par le financier Antoine Crozat, marquis de Chatel (1655-1738) qui voulait développer l'agriculture et l'exploitation minière par un apport massif d'esclaves. En 1716, Crozat revendit la Compagnie du Mississippi qui passa sous le contrôle de la Compagnie d'Occident

fondée par John Law de Lauriston (1671-1729), un aventurier écossais qui fit banqueroute en 1720, et auquel la Compagnie devenue la Compagnie française des Indes survécut.
Bienville explora le Mississippi et rencontra la tribu amérindienne des Natchez. En 1719, Jean Baptiste Bénard de la Harpe (1683-1765) remonta la Rivière Rouge et rencontra les Comanches. Etienne Vényard, Sieur de Bourgmont (1679-1734) remonta la rivière du Missouri et rencontra les Padoucas. Les relations avec les tribus amérindiennes étaient « amicales ». Un ethnologue et naturaliste, historien de la Louisiane, Antoine-Simon Le Page du Pratz (1695-1775), vécut dans la tribu des Natchez. Entre-temps, l'ouragan de 1719 avait occasionné de gros dégâts nécessitant de déplacer le port de l'île Dauphine au Nouveau-Biloxi qui devint la capitale de la Louisiane, en attendant que La Nouvelle-Orléans, fondée par Bienville, devienne officiellement capitale en 1722. En 1721, étaient arrivées à la Louisiane, 88 filles dites les « demoiselles à la cassette » porteuses d'une cassette contenant leur trousseau et destinées à épouser des colons. Plusieurs décédèrent, emportées par les fièvres et le scorbut.

L'année 1723 fut une année noire pour la Louisiane avec une mortalité très élevée due aux fièvres paludéennes, en particulier à La Nouvelle-Orléans située sur les bords d'un marais, un formidable ouragan et la disette provoquée par l'anéantissement des récoltes. Mais, c'est aussi l'année qui vit arriver dans la colonie le premier médecin du Roi, Louis Prat.

En août 1726, Bienville, qui vivait en Louisiane depuis 25 ans, fut destitué et remplacé par Etienne Périer (1687-1766), officier de marine qui y demeura jusqu'en 1733. Le nouveau commissaire-ordonnateur, Jacques de La Chaise (1665-1730) avait détecté des anomalies dans la gestion de la colonie. Les Sœurs grises, dont le protecteur était Bienville, décidèrent de quitter la Louisiane. Elles furent remplacées par des Ursulines de Rouen qui débarquèrent du *La Gironde* le 24 février 1727. Marie-Madeleine Hachard (Sœur Stanislas), âgée de 23 ans et sœur hospitalière, nous a laissé une relation de sa traversée et de son installation à La Nouvelle-Orléans, intitulée « *Voyage des Ursulines à la Nouvelle-Orléans* » en 1728. Elle parle de la « *cour des miracles* » qu'était l'hôpital.
L'année 1727 marqua, grâce à Etienne Périer, un certain « renouveau » de la Louisiane avec l'arrivée de 1 500 esclaves et la reprise des cultures, en particulier celle du tabac.

En 1716, avait été édifié le fort Rosalie, premier établissement des Blancs chez les Amérindiens, construit sur le territoire des Natchez qui devint un lieu de rencontre et d'entrepôt de provisions. En 1728, la mort de Grand Soleil, chef des Natchez et plus fidèle allié des Français, fragilisa la colonie. À la suite de la décision d'expropriation d'une partie de leurs terres au profit d'une plantation de tabac, et aussi du refus d'Antoine de Lamothe-Cadillac (1658-1730), gouverneur de la Louisiane de 1713 à 1717, de fumer le calumet de la paix avec leur chef, les relations avec les Natchez devinrent difficiles et les hostilités se déclenchèrent en 1729. Les Natchez attaquèrent par surprise le fort Rosalie le 28 novembre 1729 et massacrèrent plus de 200 colons, soit un huitième de la population blanche implantée alors le long du Mississippi. La révolte des Natchez se termina par leur massacre par les Français en 1731. Les Natchez furent tués ou vendus comme esclaves et emmenés à Saint-Domingue ou s'enfuirent et rejoignent les Creeks, un autre peuple amérindien.

Le 27 janvier 1731, la Compagnie des Indes rétrocéda la Louisiane à la Couronne royale de France. Le médecin du Roi, Louis Prat devient directeur de « l'Hôpital colonial ». Etienne Périer quitta ses fonctions en 1732, remplacé par Bienville qui arriva au printemps 1733 en pleine épidémie de variole.

En guerre avec la tribu des Chicachas, Bienville fut battu le 26 mai 1736 à Ackia, dans l'état actuel du Mississippi. Il était aidé par la tribu des Chactas. Il demanda l'envoi de renforts qui n'arrivèrent qu'en 1738. En 1735, la colonie comptait 6 675 habitants, 2 450 Français et 4 225 esclaves noirs. Un traité fut signé en avril 1740, la circulation sur le Mississippi étant définitivement sécurisée. Bienville quitta La Louisiane en 1742, après avoir dirigé la colonie pendant près de trente ans, durant trois périodes différentes. Il fut remplacé en 1743 par Pierre Rigaud de Vandreuil (1698-1776), qui occupa le poste de gouverneur durant dix ans. La Couronne de France se désintéressait peu à peu de la Louisiane, une colonie jugée peu rentable. Le dernier gouverneur français, Louis Billouart de Kerlérec (1704-1770), gouverneur de 1753 à 1763, fut l'allié des tribus amérindiennes. Des colonies de cette époque, seules la Louisiane et Saint-Domingue ne furent pas prises par les Anglais. Avec le Canada et la Louisiane, des Grands Lacs au golfe du Mexique, la France avait à cette époque contrôlé environ soixante pour cent de l'Amérique du Nord. La Louisiane fut cédée à l'Espagne en 1763, à la suite de la défaite de la guerre de Sept Ans, par le traité de Paris. Mais, l'Espagne ne se sentit pas, de son propre aveu, en mesure de la gouverner. La France nomma alors au côté des autorités espagnoles, le commissaire-ordonnateur Jean Jacques Blaise d'Abbadie (1726-1765) pour s'occuper des intérêts des Français restés sur place et du retour des troupes françaises en France. Il dut aussi apporter des compensations aux Chactas, les alliés amérindiens de La France.

En 1765, sous l'autorité des Espagnols, des Français restés sur place accueillirent des Acadiens qui s'installèrent en Louisiane, sans savoir que la colonie n'était plus française. En 1796, le gouverneur Francisco Luis Hector de Carandelet (1748-1807), un Français au service du Roi d'Espagne, interdit toute importation d'esclaves, quelle que soit leur origine, ce qui déplut fortement aux planteurs. Il prit également des mesures pour éviter que la Révolution française ne gagne la Louisiane.
En 1767, eut lieu la cérémonie de passation de pouvoir à l'Espagne. Mais la présence espagnole fut très mal acceptée par les colons. En fin de compte, la France garda « un morceau de colonie » par le traité de San Ildefonso du 1er octobre 1802, comprenant La Nouvelle-Orléans et la rive droite du Mississippi. Pierre-Clément de Laussat (1756-1835) en fut le « préfet », mais n'arriva que le 23 mars 1803 pour lancer la procédure de cession de la Louisiane, négociée par Napoléon Bonaparte (1769-1821). Le 3 mai 1803, Bonaparte vendit la Louisiane aux États-Unis d'Amérique pour la somme de 80 millions de francs. Une cérémonie officielle se déroula les 9 et 10 décembre 1804 dans la ville nouvelle de Saint-Louis-des-Illinois, créée par les États-Unis dès leur arrivée au Mississippi en 1764.
Les premiers médecins du Roi en Louisiane furent les frères Louis et Jean Prat, et Jacques Benigne de Fontenette.

Les frères Louis et Jean Prat[89]

Tous deux diplômés de la faculté de Montpellier, Louis en 1719, Jean en 1731, Rouergats originaires de Laguiole, dans le diocèse de Rodez, leur père était maître-chirurgien[90]. Médecins botanistes, ils suivirent

[89] Le Bras J. XVIIIe siècle : chirurgiens, médecins du roi et sœurs hospitalières dans l'éphémère colonie française de la Louisiane. *Bulletin de l'Association Santé Navale et Outre-Mer* 2020, 140, 37-42 et 2020, 141, 36-42.
[90] Lewezyk-Janssen A. Devenir médecin dans le Midi de la France au XVIIIe siècle, du carabin au médecin : étude prosopographique et encadrement médical du Haut-Languedoc. *Doctorat de l'Université de Toulouse* 2017.

les cours au Jardin du Roi avec les frères de Jussieu, Antoine et surtout Bernard, tous deux botanistes et médecins[91]. Bernard de Jussieu devint leur correspondant en France. À cette époque, Louis XV, André Hercule de Fleury (1653-1743) ministre d'État, et tout particulièrement le secrétaire d'État de la Marine, Jean Frédéric Phélypeaux de Maurepas[92] (1701-1781) éprouvaient pour les sciences un intérêt qui se manifestait dans plusieurs domaines notamment l'hydrographie, l'astronomie et la botanique.

Arrivé en Louisiane en 1724, Louis Prat y fut le premier médecin du Roi. Il exerça à l'hôpital, mais fut également en charge des troupes militaires et développa une clientèle privée. Dans le jardin botanique de sa maison de fonction, il cultivait des plantes médicinales. En 1729, il épousa Marie-Louise de La Chaise, fille du commissaire-ordonnateur. Il siégea au Conseil supérieur de la colonie en 1732, « retenu par le ministre de la Marine sur proposition du gouverneur et du commissaire-ordonnateur » et donna un certain « éclat » à cette nouvelle fonction. Il avait autorité sur l'ensemble du service de santé de la colonie, dans toutes ses composantes, civile et militaire. Cette position lui permit de renforcer ses liens avec Bernard de Jussieu, conservateur des Jardins du Roi et membre de l'Académie royale des Sciences en 1725. Les expéditions de plantes médicinales vers la métropole s'intensifièrent.

Pendant son séjour, Louis Prat s'intéressa à la culture du cirier ou arbre à cire ou arbre à suif qui est une espèce d'arbuste dont la baie donne une cire utilisée dans la fabrication des chandelles. Cette culture était exploitée par un chirurgien et botaniste de la Compagnie française des Indes, Alexandre Viel, dit Alexandre, chirurgien-major de l'Hôpital de La Nouvelle-Orléans vers 1721. Lors d'un premier envoi en métropole, cette cire de production végétale connut un grand engouement. Alexandre écrivit : *« Si on m'accordait six esclaves, je recueillerais assez de graines pour charger un vaisseau tous les ans »*. Louis Prat prit Alexandre sous sa protection et intervint auprès du gouverneur pour lui donner satisfaction.

---

[91] Pelt J-M. Une tribu de botanistes : les Jussieu. In « *La Cannelle et le Panda* ». Librairie Arthème Fayard ,1999, pp. 75-81.

[92] Lamontagne R. L'influence de Maurepas sur les sciences : le botaniste Jean Prat à la Nouvelle-Orléans, 1735-1746. *Revue d'histoire des sciences* 1996 ; 49 : 113-124.

Dix ans après son arrivée, en 1734, Louis Prat exprima le souhait de rentrer en France avec sa famille. En 1735, il passa le relais à son frère Jean. « *Le sieur Prat, médecin et botaniste à la Louisiane, ayant demandé la permission de revenir en France, son frère s'est présenté pour demander de remplir sa place à la Louisiane* ». À son retour en France, Louis Prat s'adonna de nouveau à l'arborisation, toujours à destination du jardin du Roi.

Jean Prat prit ses fonctions à La Nouvelle-Orléans en 1735. Il n'avait pu rencontrer avant son départ Maurepas pour « *prendre ses ordres* », mais il avait chargé Bernard de Jussieu de « *continuer son bon souvenir* » auprès du secrétaire d'État. Trop pris par son travail à l'hôpital, il ne put s'adonner librement à l'herborisation, ce qu'il déplorait. Il éprouva de grandes difficultés pour exercer la médecine, d'autant que médecin botaniste avant tout, la médecine hospitalière n'était pas sa principale formation. Parmi les maladies, Jean Prat cita en particulier le scorbut chez les nouveaux colons. Il déplora la recrudescence des maladies vénériennes parmi les enfants et la population noire. Il fut confronté aux conflits avec les Amérindiens, ce qui entraîna l'augmentation du nombre des malades et des maladies avec l'envoi des troupes. « *Notre hôpital a toujours été rempli de malades depuis l'arrivée de 600 hommes de troupes de la marine que l'on avait envoyés pour aller faire la guerre aux sauvages Chycachas. Le scorbut, la dysenterie et les fièvres malignes qui ont régné parmi eux ont fourni plus de 200 malades à la fois. Je n'ay jamais eu tant de peine et d'embarras, je me suis vu cinq à six fois sur le point de succomber* ».

Comme son frère avant lui, Jean Prat se passionna pour l'arbre à cire et encouragera à nouveau son exploitation. Le gouverneur lui reprochait de trop rechercher de nouvelles plantes médicinales, au point d'en oublier quelque peu ses fonctions officielles, ce que Jean Prat contestait, disant qu'il manquait de temps pour herboriser. Le 29 juin 1740, il écrivit à de Jussieu : « *Je suis accablé de fatigues et de maladies, par les soins qu'il faut que je donne à un hôpital dépourvu de tout secours, à quoi je suis nécessairement obligé de suppléer* ». Il avait pourtant à sa disposition les sœurs Ursulines et une demi-douzaine de chirurgiens pour une ville qui ne comptait encore que 1 800 habitants, dans un district de 7 000 âmes.

Jean Prat continua à arboriser jusqu'en 1746, alimentant de son mieux l'herbier de Jussieu, comme, par exemple avec des échantillons de benjoin (*Lindera benzoe*). Il démontra notamment les propriétés aromatiques particulières du camphrier de Louisiane. Attentif au transport des spécimens, il proposa à Maurepas, par l'intermédiaire de Bernard de Jussieu, de donner aux capitaines de vaisseau des instructions relatives aux précautions qui s'imposent au cours des longues traversées : *« J'envoye par ce vaisseau du Roy deux caisses plantées d'une soixantaine de pieds de vingt differentes plantes. Elles sont fort bien confirtionnées et le Capitane m'a promis de les faire arroser de temps en temps et de les garentir de l'usure du temps et des matelots. Il seroit à propos que les commandants tant des navires marchands que des vaysseaux du roy eussent ordre du ministre de se charger de prendre soin de toutes les plantes que j'auray à leur soumettre pour le Jardin du roy »*.

En 1747, il fut mis en demeure d'exercer vraiment ses fonctions hospitalières et déplora l'équipement de l'hôpital. Ses appointements étaient « limités », source de ses difficultés financières. Et pourtant, Jean Prat, comme son frère Louis, siégea au Conseil supérieur de la colonie en 1740-1741. Mais, sa place importante au sein de la société coloniale ne lui était d'aucun secours car aucune de ses requêtes n'était exaucée. Face aux conditions de vie précaires et aux maladies qui l'affligeaient, Jean Prat sollicita son retour en métropole en 1745 où il ne rentra qu'en 1748, retrouvant son frère Louis à Montauban.

Avant son départ pour la France, il laissa libre cours à l'amertume : *« [...] dussai-je être fait prisonnier chez les anglois, je veux me tirer d'icy. J'achette par mon menagement le peu de santé dont je jouis, le pays me déplait ; eh dans quel pays ne se déplairoit on pas quand on est privé du bien le plus précieux sans lequel on ne peut ny travaliller ny se réjouir »*.

Avant son départ, Jean Prat avait recensé l'ensemble de sa bibliothèque médicale qu'il léguait à son successeur. S'y trouvaient les grands classiques de la médecine comme les Aphorismes d'Hippocrate ; les œuvres de Thomas Sydenham, un médecin anglais ; de Herman Borheaave, un chimiste néerlandais ; de Pitton de Tournefort, botaniste français, déjà cité. Les différents champs de la

médecine figuraient dans cette bibliothèque : la médecine pratique, la chimie, la pharmacopée.
Le destin des frères Prat a permis de mettre en lumière les difficiles missions confiées à des médecins du Roi, venant directement de métropole et débarquant avec peu de moyens dans une nouvelle colonie.

Jacques Benigne de Fontenette (1718-1762).

Successeur de Jean Prat, il est né en Bourgogne. Médecin botaniste du Roi pour la Louisiane, installé à La Nouvelle-Orléans, il envoya en 1748 à son correspondant et ami Henri-Louis Duhamel du Monceau (1700-1782), physicien, botaniste et agronome, des graines de plaqueminier, le kaki.

Voici ce qu'il écrit dans son Traité des Arbres et Arbustes : « *Ces arbres fleurissent vers le milieu de juin. Leur fleur n'est pas d'un grand éclat, mais leurs feuilles sont belles et l'on fera bien d'en mettre dans les bosquets d'été. Ils deviennent fort grands et supportent bien nos hivers. On mange le fruit* [le kaki] *quand il est mol, après une gelée, comme les nèfles. Les fruits des plaqueminiers de la Louisiane sont gros comme des œufs. Un Normand, qui est allé s'établir dans ce pays, est parvenu à faire un bon cidre de ce fruit* ».

Benigne de Fontenette a fourni des données ethnographiques sur les usages et les utilisations du ginseng américain, selon les Indiens Natchez et Illinois. Resté quinze ans en Louisiane, il trouva également sa place au Conseil souverain de la colonie et devint capitaine de la milice urbaine de La Nouvelle-Orléans. Il est mort à La Havane en 1762.
À côté des médecins du Roi qui dirigeaient l'hôpital colonial de La Nouvelle-Orléans, de leurs aides, chirurgiens, apothicaires et sœurs hospitalières, rappelons que les grandes plantations disposaient de chirurgiens sous contrat. Par la suite, et du fait, en partie de l'ouverture des trois écoles de médecine navale, de nombreux chirurgiens de marine furent affectés à l'hôpital colonial, dans les troupes et aux forts militaires.

La France en Floride

Nous rappelons brièvement l'histoire de cette colonie française éphémère de 1562 à 1568, bien qu'à notre connaissance il n'y ait pas eu de médecins français en poste fixe. Le 30 avril 1562, le capitaine Jean Ribault (1520-1565) accompagné de René de Goulaine de Laudonnière (1529-1574) et de Jacques le Moyne de Morgues (1533-1588) - des huguenots envoyés par l'amiral de Coligny et partis du Havre le 18 février - arrivaient à l'embouchure de la rivière de Mai. Ils fondèrent un fort à Charlesfort, nommé ainsi en l'honneur de Charles IX (1550-1574). L'Espagne catholique disposait déjà des comptoirs côtiers. Ribault retourna en France pour quérir des renforts, mais fut emprisonné en Angleterre. En 1563, la garnison de Charlesfort fut attaquée par des Amérindiens. Les rescapés tentèrent de regagner la France, mais la plupart se perdirent en mer.

Une nouvelle tentative fut menée en 1564 par Laudonnière qui construit un nouveau fort - le fort La Caroline - au bord de la rivière Saint-Johns. En 1565, Ribault libéré par les Anglais, partit de Dieppe et arriva avec des renforts. Les Espagnols voyaient d'un mauvais œil cette colonie de huguenots s'installer dans cette région qu'ils revendiquaient. Le 28 août 1565, une escadre espagnole commandée par Pedro Menèndez de Avilès (1519-1574), attaqua le fort La Caroline, mais dut se replier. Ribault se lança à sa poursuite, mais fut pris dans une violente tempête et ses bateaux furent drossés sur la côte et détruits. Les Espagnols attaquèrent de nouveau le fort La Caroline et l'îlot de Matanza où s'étaient réfugiés les naufragés, dont Ribault. Il y eut peu de survivants, mais Laudonnière réussit à échapper au massacre et à regagner la France. En 1586, après sa mort, ses mémoires furent publiées intitulées : « *L'Histoire notable de la Floride, contenant les trois voyages faits en icelles par des capitaines et pilotes français* ».

En 1567, Dominique de Gourgues (1530-1593), un Gascon de Mont-de-Marsan, organisa à ses frais une expédition pour venger le massacre de Matanza. Il détruisit l'ancien fort La Caroline, exécuta tous les hommes de la garnison « *non comme des Espagnols, mais comme des marauds, voleurs et des meurtriers* » en réponse à Menèndez qui n'avait pas exécuté des Français, mais des hérétiques.

Dominique de Gourgues rentra en France le 12 juin 1568 et fut accueilli en héros. En 1719, les Français mettaient de nouveau pied en Floride espagnole avec la prise de Pensacola, un port qui ouvrait sur le golfe du Mexique.

La guerre de la Quadruple-Alliance qui opposa, de 1718 à 1720, l'Espagne à une coalition formée par les Provinces-Unies, l'Angleterre, l'Archiduché d'Autriche et la France, a concerné en Amérique du Nord, la Louisiane française et la Floride espagnole. La principale bataille du conflit fut la prise de Pensacola en 1719 par les troupes françaises. Pensacola fut ensuite abandonnée en 1726, les Français se repliant en Louisiane dans le fort Louis-de-la-Mobile et au Nouveau Biloxi.

La France et la guerre d'indépendance des États-Unis

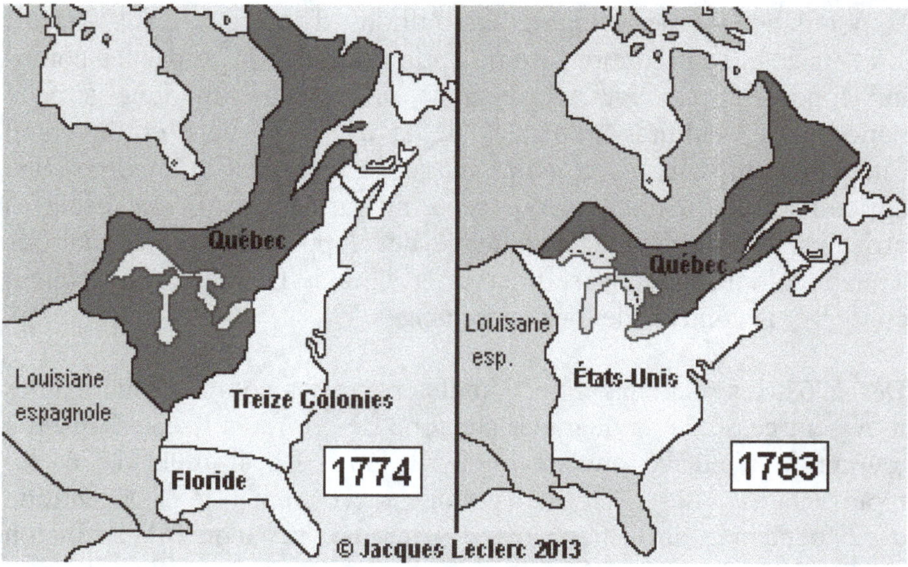

Figure 19 : Carte des États-Unis d'Amérique, fin du XVIIIe siècle

Entre 1774 et 1783, la guerre d'indépendance des États-Unis a opposé les Treize colonies d'Amérique du Nord (Massachusetts, New Hampshire, New York, Rhodes Island, Connecticut, Pennsylvanie, New Jersey, Delaware, Maryland, Virginie, Caroline du Nord, Caroline du Sud, Géorgie) au royaume de Grande-Bretagne. À partir de 1777, la guerre entraîna d'autres puissances européennes, dont la France qui s'engagea tout d'abord par la fourniture de matériel et d'aides en faveur des insurgés. Puis, elle s'engagea ensuite officiellement en 1778 et l'aide française navale et terrestre contribua à la victoire américaine, notamment à la bataille de Yorktown en 1781.

Au début du XVIIe siècle, l'Angleterre avait opté tardivement pour l'aventure coloniale en Amérique, plus d'un demi-siècle après l'Espagne et la France. Elle prit possession de la façade atlantique entre l'Acadie française et la Floride espagnole. En novembre 1620, une centaine de migrants partis de Plymouth, en Angleterre, à bord du navire *Mayflower,* abordèrent la côte est des États-Unis au Cap Cod ou Cap aux morues, une vaste péninsule en forme de crochet dans l'État actuel du Massachusetts.

Fondées de 1607 (la Virginie) à 1732 (la Géorgie), les treize colonies britanniques d'Amérique connurent une croissance démographique fulgurante au cours du XVIIIe siècle : de 250 000 habitants vers 1700, la population totale atteignit 2,5 millions d'habitants en 1775. Au XVIIe siècle, l'agriculture fut une option décisive prise par les colons qui fondèrent une société paysanne unique en Amérique à cette période. Les cultures tropicales de la canne à sucre et du coton s'implantèrent dans les colonies du sud. C'est ainsi qu'émergea une agriculture de plantations qui reposait sur le travail des esclaves africains. Bien que spectaculaire, le développement commercial des Treize colonies restait soumis à la Grande-Bretagne qui voulait conserver le contrôle de tous les échanges.

Dès 1763, les relations entre l'Angleterre et ses colonies américaines n'avaient cessé de se dégrader sur fond de réformes fiscales, jusqu'à tourner à la guerre ouverte en avril 1775. Le 4 juillet 1776, les représentants des Treize colonies votèrent la Déclaration d'indépendance des États-Unis d'Amérique et George Washington (1732-1799) - un riche planteur - prit la tête d'une armée de miliciens. La jeune République chercha l'aide de la France, mais Louis XVI (1754-1793) hésitait. Des volontaires s'enrôlèrent à titre individuel dans les troupes américaines, comme Gilbert de Mortier, marquis de La Fayette (1757-1834) en juin 1777. Le 17 octobre 1777, la défaite anglaise de Saratoga fit basculer la France dans le conflit. Jean-Baptiste Donatien de Vimeur de Rochambeau (1725-1807), un général expérimenté, débarqua à Newport, le 11 juillet 1780. Il suggéra à Washington de cerner les troupes anglaises du général Charles Cornwallis (1738-1805) cantonnées à Yorktown. Sur mer, le 5 septembre 1781, la marine royale britannique subit une lourde défaite contre la flotte française de François Joseph Paul de Grasse (1722-1788). Les espoirs anglais étaient anéantis, d'autant que la voie était désormais libre pour les renforts français venus de Newport commandés par le général Paul de Barras (1755-1829). L'armée anglaise capitula le 19 octobre 1781. Le traité de Paris du 3 septembre 1783 reconnut l'indépendance des États-Unis. Par ce traité, la Grande-Bretagne reconnaissait l'indépendance des Treize colonies et leur accordait le territoire jusqu'au Mississippi. C'est ainsi que George Washington qui était le chef d'état-major de l'armée américaine, devint le premier président des États-Unis en 1789, poste qu'il occupa jusqu'en 1797.

Jean-François Coste[93] [94] (1741-1819) fut le médecin-chef de l'expédition française aux États-Unis.

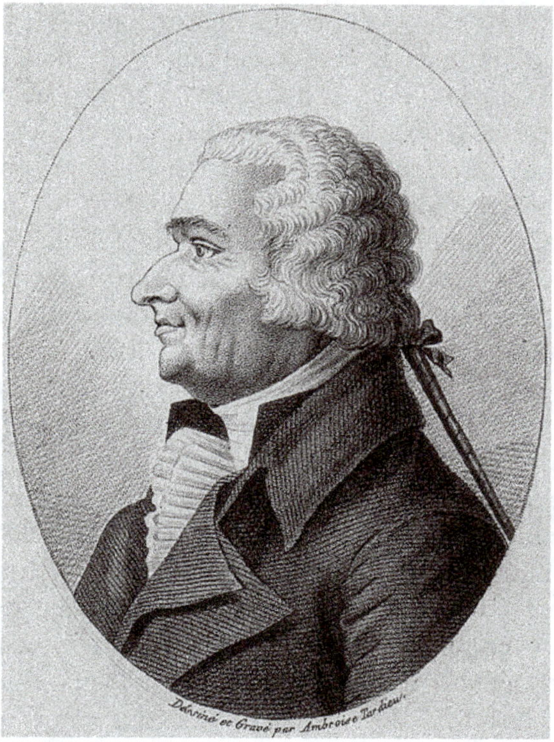

Figure 20 : Jean François Coste

Jean-François Coste (1741-1819) Né à Villes, dans le pays de Gex dans l'Ain en 1741, où son père exerçait la médecine, il commença ses études de médecine à Lyon, les poursuivit à Paris à l'Hôtel-Dieu et à la Salpêtrière dans le service d'Antoine Petit (1722-1794), professeur à la Faculté. Il rencontra Jean-Jacques Rousseau (1712-1778) à Montmorency alors qu'il suivait son maître en consultation.

[93] Jean-François Lemaire, *Jean-François Coste : premier médecin des armées de Napoléon*, Stock, 1997, 418 p.
[94] Louis F. Devoirs de Mémoire. *Op.cit.* p. 172-173.

Ne pouvant payer les frais pour obtenir le titre de docteur en médecine à Paris, il soutint sa thèse à Valence en 1763. Il s'installa à Gex. Lors d'une épidémie, qui gagna Ferney où habitait François Marie Arrouet dit Voltaire (1694-1778), celui-ci fut impressionné par le dévouement de Jean-François Coste et le recommanda à Etienne-François de Choiseul (1719-1785) qui le fit nommer à l'hôpital de Versoix sur le lac Léman. Mais, Choiseul entra en disgrâce et Coste fut muté à l'hôpital militaire de Nancy où les soldats étaient si mal nourris qu'une épidémie de scorbut « de terre » éclata. Coste protesta contre l'insalubrité des cantonnements militaires. Il écrivit en 1773 un mémoire intitulé « *Essai sur les moyens d'améliorer la salubrité du séjour à Nancy* ». Cette affectation en fit un médecin hygiéniste. En 1775, il fut promu médecin-chef à Calais.

En 1780, sa carrière prit une nouvelle orientation quand il fut nommé médecin chef de l'expédition aux Amériques commandée par le comte de Rochambeau (1725-1807). Il débarqua à Newport et écrivit en latin, à peine débarqué, un petit recueil, avec 88 prescriptions concernant l'hygiène des hôpitaux et infirmeries militaires. Confronté à une épidémie de variole, il pratiqua l'inoculation, technique qu'il enseigna à ses confrères américains. Il fut aussi confronté à une épidémie de dysenterie et travailla à l'hôpital de Williamsburg, près de New York, jusqu'en 1782 et guérit Rochambeau d'un typhus. Les formations sanitaires françaises étaient si performantes que Georges Washington le félicita chaleureusement. Il devint l'ami de Benjamin Franklin (1706-1790).

En 1783, Jean-François Coste était de retour en France pour accéder aux plus hautes fonctions. Louis XVI lui octroya un brevet « honorifique » de médecin de la Marine, alors qu'il appartenait à l'armée de Terre. Il le nomma en 1784 médecin consultant des camps et armées du Roi, puis, en 1788, inspecteur des hôpitaux de l'ouest. Alors qu'il était question de supprimer les hôpitaux militaires, il milita pour leur maintien. En 1793, la Convention nationale (1792-1795) autorisa le ministre de la guerre à transformer l'abbaye royale du Val-de-Grâce en hôpital militaire. Coste s'y rendit pour inspecter l'ancien couvent et déterminer son aptitude à devenir un hôpital.

En 1796, le Directoire (1795-1799) nomma Coste médecin chef de l'Hôtel des Invalides. Il devint membre du Conseil de Santé. Napoléon le nomma en 1803 médecin en chef de la Grande Armée. Sous l'Empire, il fit partie de la direction du service de santé qui siégea au quartier général de l'armée avec un autre médecin René Nicolas Dufriche Desgenettes (1762-1837) et trois chirurgiens, Nicolas Heurteloup (1750-1812), Dominique Larrey (1766-1842) et Pierre-François Percy (1754-1825) et un pharmacien, Antoine Parmentier (1737-1813), tous devenus célèbres.

Il fut de toutes les campagnes napoléoniennes : Austerlitz en 1805, Iéna en 1806, Eylau en 1807. Au camp de Boulogne (1803-1805), il organisa la vaccination antivariolique et fit appliquer les mesures d'hygiène avec la plus grande rigueur. Il ne cessa de dénoncer l'insalubrité du service de santé de la Grande Armée, ce qui le fit démettre de ses fonctions et renvoyer à Paris dans son ancienne affectation aux Invalides. En 1815, Louis XVIII le missionna pour restructurer les hôpitaux militaires d'instruction.
Il décéda à Paris le 8 novembre 1819. Ses obsèques furent célébrées aux Invalides.

Jean-François Coste a publié de nombreux articles :

Essai botanique, chimique et pharmaceutique sur la substitution des substances indigènes aux exotiques, Nancy, 1776.

De antiqua medica philosophia orbi novo adaptanda, Leyde, 1783. Dans ce discours que Coste prononça le 12 juin 1782, au Capitole de Williamsbourg, à une séance solennelle de l'université de Virginie, pour son agrégation à cette société, il recommandait une médecine mâle, philosophique, simple, telle qu'elle convient à des hommes libres, et il entendait par là la médecine hippocratique, fondée sur l'expérience jointe au raisonnement.

Du service des hôpitaux militaires ramené aux vrais principes, Paris, 1790. Coste s'y élevait avec force contre le mauvais système des infirmeries régimentaires et la suppression des hôpitaux militaires permanents.

Vues générales sur les cours d'instruction dans les hôpitaux militaires, Paris, 1796.

Avis sur les moyens de conserver et de rétablir la santé des troupes à l'armée d'Italie, Paris, 1796.

Notice sur les officiers de santé de la Grande Armée morts en Allemagne depuis le Ier vendémiaire an 14 jusqu'au 1er février 1806, Augsbourg, 1806.

De la santé des troupes, Augsbourg, 1806 (avec Percy). Coste a aussi rédigé l'article Hôpital dans le *Dictionnaire des sciences médicales.*

LA FRANCE AUX ANTILLES

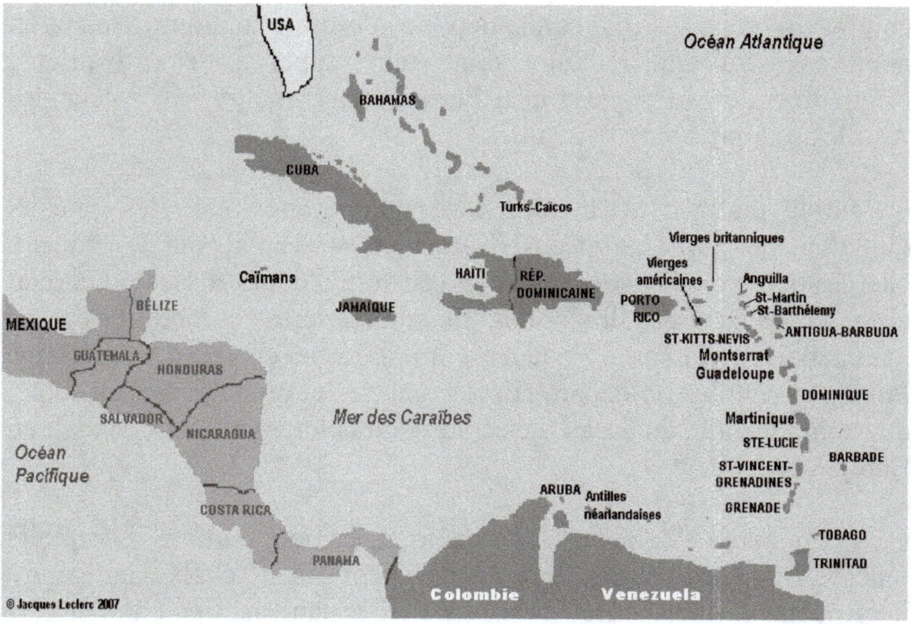

Figure 21 : Carte des Grandes et des Petites Antilles

Le XVIIe siècle fut marqué par de nombreux conflits sur le sol de l'Europe et par projection dans les possessions d'outre-mer. Comme les alliances se faisaient et se défaisaient entre les grandes puissances, les Antilles furent le théâtre de nombreux affrontements. Tous les grands conflits européens connurent leur déclinaison caraïbe. Ce fut le cas de la guerre de Sept Ans qui valut à la France la perte de nombreuses possessions au profit de la Grande-Bretagne. La France, le Royaume-Uni et l'Espagne se sont battus pour la possession des Antilles. Au fil des guerres en Europe et les traités de paix qui les suivirent, les îles des Antilles furent, selon les circonstances françaises, anglaises ou espagnoles. Ainsi, jusqu'en 1814, Sainte-Lucie changea quatorze fois de mains jusqu'à ce que l'île devint définitivement britannique.

Au XVIIe siècle, le commerce essentiel dans les Antilles était la « traite des Noirs ». Crime contre l'humanité, la traite était devenue pour les pays européens une « nécessité économique ». Installée aux Antilles depuis 1635, la France y avait introduit en 1640 la canne à sucre qui avait pris un essor fulgurant réclamant sans cesse de plus en plus une main d'œuvre. Les Indiens caraïbes avaient été en partie décimés et les Blancs engagés (contingents d'émigrants régis par un contrat) ou déportés (bagnards, déportés de droit commun) étaient en nombre insuffisant. Il fallut donc faire appel à des travailleurs originaires des tropiques, et l'Europe pour mettre en valeur les Antilles se tourna vers l'Afrique.

Ce fut la pratique du lucratif commerce triangulaire : les bateaux quittaient les ports européens (Nantes et Bordeaux pour le France), chargés de marchandises (pacotilles, étoffes, alcools, armes) exportant ainsi la production des villes manufacturières européennes. Ces marchandises étaient « troquées » en Afrique contre des esclaves. Puis, aux Antilles on débarquait les esclaves et on chargeait du sucre, du rhum, du café, du cacao, des épices, du coton que l'on revendait en Europe.

Le « commerce » se faisait sur la côte africaine à partir de comptoirs (encore appelés loges ou factoreries), les chefs indigènes, intermédiaires indispensables à la traite, restant maîtres chez eux. Il fallait trois mois pour rallier, au printemps, par la route directe La Rochelle au comptoir de Porto-Novo dans le golfe de Guinée, pour y « charger » des esclaves ; cinquante-et-un jours pour gagner Saint-Domingue ; et trente-six jours pour revenir jeter l'ancre à La Rochelle. De 1642 à 1848, plus de 1,5 million d'Africains ont été déportés au cours de 3 840 expéditions négrières.

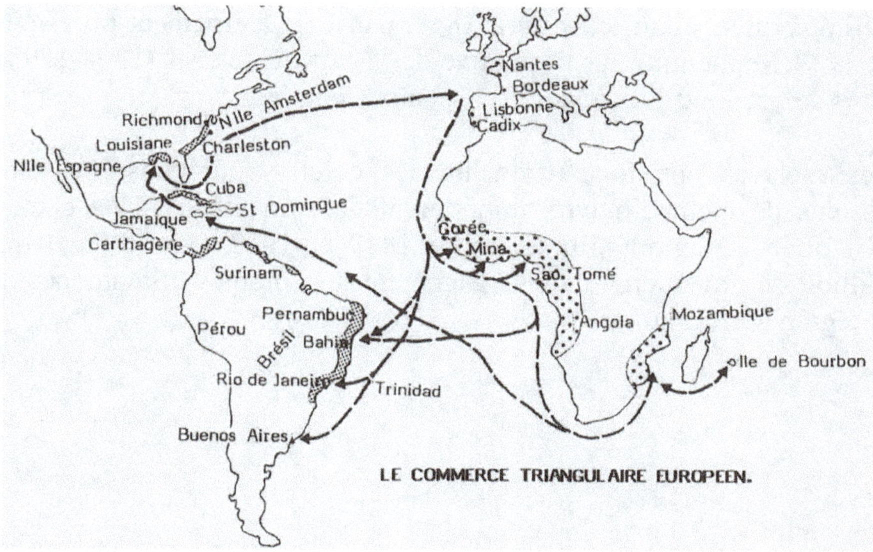

Figure 22 : Le commerce triangulaire européen.

L'esclavage était régi par le *Code Noir*, recueil de textes juridiques, racistes et esclavagistes, applicables en métropole et dans les colonies françaises aux esclaves d'origine africaine et à leurs descendants. Il y a eu trois édits différents connus sous l'appellation de *Code noir*. La première version a été promulguée en mars 1685 par Louis XIV. Elle avait été préparée, sur son ordre, par Colbert en 1682 et poursuivie par son fils, le marquis de Seignelay, sous le titre « *Ordonnance ou édit de mars 1685 sur les esclaves des îles de l'Amérique* ». Il s'agissait d'entériner les usages esclavagistes des colonies qui étaient contraires à la législation française, laquelle interdisait formellement l'esclavage. Ce premier texte faisait de l'esclave un « être de Dieu », qui devait être baptisé et en même temps un « bien meuble » qui pouvait être vendu et transmis en héritage. Il comportait quelques dispositions protectrices des esclaves qui avaient la possibilité d'être affranchis, avec « *les mêmes droits, privilèges et immunités dont jouissent les personnes nées libres* ». Le *Code Noir* fut appliqué d'abord aux Petites Antilles, et étendu au cours des décennies suivantes à Saint-Domingue, à la Guyane, à l'île de France, à l'île Bourbon, et à la Louisiane.

En 1723, une nouvelle version du *Code noir*, édictée sous Louis XV, était encore plus sévère, notamment sur les conditions d'affranchissement. Le *Code Noir*, abrogé par la loi du 4 février 1794 par la Convention, fut rétabli par Napoléon le 20 mai 1802 et enfin définitivement aboli le 27 avril 1848, par le gouvernement provisoire de la IIe République sur l'initiative de Victor Schœlcher (1804-1893), alors secrétaire d'État à la Marine et aux Colonies.

Les esclaves une fois affranchis, les colons pour satisfaire leurs besoins de main d'œuvre, importèrent des travailleurs sous contrat d'Afrique et surtout d'Inde. Entre 1838 et 1917, plus d'un demi-million de travailleurs indiens gagnèrent les colonies britanniques de la région des Caraïbes.

La France aux Grandes Antilles : la colonisation de l'île de la Tortue et de Saint-Domingue (1625-1804)

Les Grandes Antilles sont un groupe de quatre archipels qui comprennent cinq pays et couvrent à elles seules 90 % de la surface totale de toutes les îles des Antilles avec par ordre de taille des îles: Cuba, Hispaniola (qui rassemble la République d'Haïti et la République dominicaine), la Jamaïque, Porto Rico et l'île de la Jeunesse qui est la plus grande île cubaine après l'île de Cuba.

L'île de la Tortue a été le premier territoire de Saint-Domingue colonisé par la France. Les Espagnols étaient alors fortement présents dans la partie orientale de l'île, mais par contre inexistants dans la partie occidentale et dans l'île de la Tortue. Le XVIIe siècle fut l'âge d'or de la flibuste dans la mer des Caraïbes et l'île de la Tortue en devient la capitale. Le XVIIIe siècle fut marqué par son déclin relatif face à Saint-Domingue devenue française par le traité de Ryswick en 1697. L'île de la Tortue servit alors de refuge lors de la période révolutionnaire à Saint-Domingue. Elle fut restituée par les Français à la République d'Haïti, sous Charles X, en 1826.

L'île de Saint-Domingue fut découverte le 6 décembre 1492 par Christophe Colomb qui, lors de son premier voyage, débarqua à l'embouchure de la Grande Rivière, près d'un promontoire qu'il appela le Cap et où fut bâtie plus tard la ville du Cap-Français.
Cette île était alors très peuplée et divisée en cinq états indépendants, dont l'un se nommait « Haïti ». Colomb changea ce nom en celui d' « Hispaniola » (L'Espagnole) et jeta sur ce territoire les fondations d'une ville, qu'il appela « Santo-Domingo ». Les habitants accueillirent avec bienveillance les Espagnols. Mais ceux-ci les traitèrent avec une telle cruauté qu'un siècle plus tard, il ne restait plus sur ce territoire qu'un millier d'indigènes.

Le premier noyau de la population française fut formé dans la seconde moitié du XVIIe siècle par les « flibustiers », pourvoyeurs d'esclaves arrachés aux Hollandais et aux Espagnols, qui vers 1662 quittèrent l'île de la Tortue et débarquèrent au Cap, et par les « boucaniers » de la côte de Saint-Domingue qui ravitaillaient en viande boucanée les flibustiers pour leurs longues expéditions sur les navires pirates. En 1664, tout le territoire qu'ils occupaient fut déclaré colonie française. Colbert nomma gouverneur Bertrand d'Ogeron de la Bouëre (1613-1676). La colonie s'accrut et s'enrichit rapidement.

Alexandre Olivier Exquemelin : un médecin des flibustiers[95].

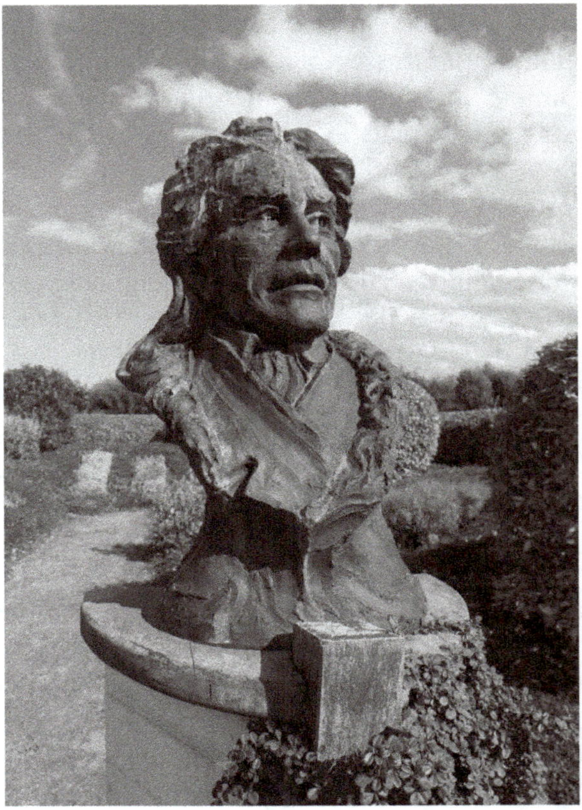

Figure 23 : Alexandre Olivier Exquemelin

Alexandre Olivier Exquemelin (ou Oexmelin)

Il naquit en 1640 à Honfleur dans une famille protestante. Son père était apothicaire. Après ses études de chirurgie à Paris, il s'engagea en 1666 pour la Compagnie des Indes occidentales et partit servir comme

[95] Alexandre Oexmelin, *Histoire d'aventuriers qui se sont signalés dans les Indes*, Paris, Presses universitaires de Paris la Sorbonne, 2006, 600 p. (ISBN 978-2-84050-384-2).

aide-chirurgien à Saint-Domingue[96]. Deux ans plus tard, il était embarqué sur le *Dauphin* avec le flibustier Michel Etchegorra, dit Michel le Basque, natif de Saint-Jean-de-Luz. En 1669, il était sous les ordres d'Henry Morgan (1635-1688), un Gallois, et participa à la prise et au pillage de Maracaïbo au Venezuela et en 1670 au pillage de Panama.
Installé un temps à la Jamaïque en 1673, il retourna en Europe et termina sa formation médicale à Amsterdam où il soutint sa thèse de médecine en 1679. De retour à Saint-Domingue, il exerça au Petit-Goave, au sud de Port-au-Prince, en 1682. En 1684, il retourna en France où il se convertit au catholicisme puis repartit aux Antilles en 1686. Il prit alors part au pillage de Campêche sur la côte du Yucatan au Mexique.
Puis, il se retrouva dans l'escadre de Jean Bernard de Pointis (1645-1707), un corsaire, sur le *Sceptre* et participa à l'attaque de Carthagène des Indes en Colombie. Cette expédition avait été ordonnée par Louis XIV qui cherchait un succès sur les mers afin de pouvoir signer le traité de Ryswick en position de force. Il obtint ainsi de l'Espagne la partie ouest de l'île de Saint-Domingue qui devient colonie française.

Exquemelin rentra en France en 1697. Il serait décédé à Harfleur en 1717. Il a écrit : « *Histoire des aventuriers qui se sont signalés dans les Indes* », ouvrage publié en Hollande en 1678 et dont l'édition française a paru en 1686. Réédité et embelli à de multiples reprises dans plusieurs pays, cet ouvrage est une source rare et précieuse pour l'histoire des Caraïbes pendant la deuxième moitié du XVIIe siècle.

En 1789, la colonie française de Saint-Domingue, dont l'importance et la prospérité s'étaient encore accrues par suite de la guerre de l'Indépendance des États-Unis, comptait près de douze mille habitations et plus de deux mille sucreries. La population était d'environ 540 000 habitants, dont 60 000 « blancs ou colons », 30 000 « mulâtres ou hommes de couleur » et 450 000 « noirs », esclaves ou affranchis, soit près des neuf dixièmes de la population. Les « blancs ou colons », jouissaient seuls des droits politiques. La propriété foncière se composait d'habitations et de « hattes ». L'habitation était

[96] Brisou B, Sardet M. Dictionnaire des médecins, chirurgiens et pharmaciens de la Marine. *Op.cit.* p. 305.

en réalité tout un village qui comprenait la maison de la famille du colon, les bâtiments de la sucrerie, les magasins, les cases des noirs. Les hattes étaient de vastes territoires où l'on élevait les bestiaux. On y cultivait surtout la canne à sucre, puis le café, le coton, le tabac, les plantes à épices et les plantes à teinture comme l'indigo.

Parler de Saint-Domingue, c'est parler de l'exemple le plus représentatif des colonies de plantation esclavagistes du XVIIIe siècle. Après, en moyenne, deux mois de traversée depuis les côtes d'Afrique, les navires négriers arrivaient dans le port du Cap. Dix à vingt pour cent des esclaves n'atteignaient jamais Saint-Domingue, morts à bord de maladies, de soif, de faim, de mauvais traitements, de tentatives de rébellion. Par crainte d'épidémie, la quarantaine sanitaire était respectée. L'autorisation de débarquer obtenue, il fallait inspecter, soigner, voire isoler les esclaves jusqu'à ce qu'ils soient en bonne santé apparente. Les esclaves passaient par des « baraquements de transit », qui étaient en réalité des mouroirs et dans lesquels régnaient scorbut, dysenterie, fièvres, variole et autres maux.

Si les conditions de vie des esclaves étaient mauvaises, celles des « engagés » n'étaient guère meilleures, d'autant qu'ils devaient trois ans de travail en échange de leur transport. Les « engagés », hommes jeunes, pauvres, fournirent la main d'œuvre jusqu'en 1720, date à laquelle la relève fut assurée par les esclaves.

Jean-Édouard Fos de Laborde, un médecin du Roi à Saint-Domingue.

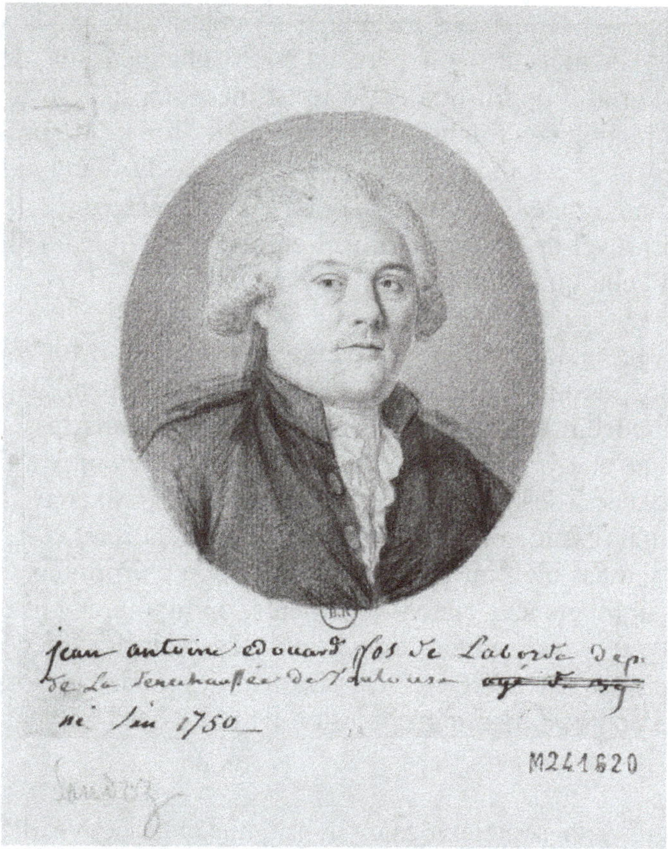
Jean antoine Edouard fos de Laborde dep.
de la Senechaussée de Toulouse
né l'an 1750
M241620

Figure 24 : Jean-Édouard Fos de Laborde

Jean-Édouard Fos de Laborde, seigneur de Lacourtade[97] [98] (1750-1814)

Né en 1750 à Gaillac, son père Jean-Pierre Fos, était médecin. Jean-Édouard était l'aîné des enfants et le seul garçon. Son père mit tout en œuvre pour que l'ensemble de son patrimoine revienne à son aîné,

[97] Charles Pistre. Un élu gaillacois dans la Révolution : Jean Antoine Édouard Fos de Laborde / DL 2014 - *Dictionnaire des Constituants,* 1789-1791 / Edna Hindie Lemay, 1991.

[98] Jean-Antoine-Édouard Fos de Laborde », dans Adolphe Robert et Gaston Cougny, *Dictionnaire des parlementaires français*, Edgar Bourloton,1889-1891.

qu'il destinait à la même carrière que la sienne. Jean-Édouard fit ses études à la Faculté de médecine de Montpellier. De retour à Gaillac en 1773 à l'âge de 23 ans, il s'installa et s'intégra dans la société de la ville. Mais, la mort de son père en 1776 changea son destin. De passage à Paris, il apprit que le poste de médecin du Roi de Port-au-Prince, capitale de Saint-Domingue, était libre. Il présenta sa candidature et reçut l'appui de Louis-Philippe de Vandreuil (1724-1802), un haut gradé de la marine, et de Pierre Poissonnier. Il obtint le poste. Son brevet de médecin du Roi en poche dès juin 1781, il partit de Brest et débarqua à Saint-Domingue en 1782.

À son arrivée, la colonie était en pleine prospérité et il fut confronté à une richesse incomparable avec ce qu'il avait connu à Gaillac. Son statut de médecin à l'hôpital militaire le projeta dans la société, les troupes étant une préoccupation majeure dans un contexte de guerre d'indépendance des colonies d'Amérique. Il exerça dans un environnement où le nombre de malades était important et les moyens limités. Il y avait bien un nombre important de chirurgiens dans l'île, mais leurs compétences étaient médiocres, particulièrement celles des « *ignorants à parchemin* », terme qui désignait les médecins des plantations. Fos en avait été informé avant son départ lors de son passage à Paris et il avait pour mission de redresser le niveau médical de l'île.

Bien intégré à la société locale, il prit une part active dans la vie économique et fit l'acquisition d'une caféterie, ce qui lui permit d'accéder au statut privilégié de « possesseurs d'habitation ». Il se maria sur place, côtoyait le gouverneur et les administrateurs de l'île, en notable de la société de Saint-Domingue.

En 1785, il demanda un congé d'un an « pour s'occuper de ses affaires ». En fait cette demande était synonyme de retour en France car il avait demandé à être nommé inspecteur des hôpitaux de l'île, mais sa demande lui avait été refusée. Son congé lui fut accordé et de retour en France, il s'occupa de ses affaires à Nantes, à Paris, à Gaillac. En 1786, à la fin de son congé, il désira acquérir un bien dans sa ville natale. Mais, pour cela, il devait obtenir une prolongation de son congé. Il demanda à un de ses amis médecin un certificat médical et, au vu de ce papier, une prolongation de six mois lui fut accordée. Il renouvela sa demande pour six mois qui lui fut de nouveau accordée en juin 1787, en raison de la maladie de sa fille qui décéda à Paris. Il fut prolongé de six mois jusqu'en décembre 1787.

À l'issue de la prolongation de son congé, l'administration lui intima l'ordre d'embarquer à Bordeaux. Il ne répondit pas à cette injonction et un autre médecin fut nommé à sa place à Saint-Domingue. Fos s'en revint à Gaillac en août 1788. Vénérable de la loge locale du Grand Orient « *La Parfaite harmonie* », il se lança en politique, fut maire de Gaillac en 1788, député du Tiers-État aux États généraux de la sénéchaussée de Toulouse, membre de la Constituante, membre du Conseil général du Tarn, et de nouveau maire de Gaillac de 1808 jusqu'à son décès en 1814.

À côté des médecins du Roi, les chirurgiens de plantation méritent une mention, en raison de leur rôle dans la variolisation.

Chaque habitation de plus de 20 esclaves devait, selon l'ordonnance royale du 15 octobre 1786, posséder une case servant d'hôpital, tenue par un chirurgien de plantation, dont les compétences devaient être validées par les chirurgiens du Roi. En 1719, des hôpitaux furent construits au cap Haïtien et à Leogane, à quelques kilomètres de Port-au-Prince, administrés par les Pères de la Charité et dirigés par les chirurgiens du Roi. Les chirurgiens de plantation prodiguaient leurs soins aux esclaves. Le grand mal caractéristique des esclaves était la géophagie ou « mal de terre » provoquée par l'ingestion de terre, un réflexe par temps de carence ou de maladie, chez les humains et les grands singes. Parmi les maladies connues sur place, citons le tétanos dû aux blessures, les puces-chiques, les maladies vermineuses[99] et les affections respiratoires, dont la tuberculose. Mais, « *la mauvaise nourriture et la sous-alimentation ont été la plaie permanente des îles, le plus grand mal de l'esclavage* », sources principales des maladies dont ont souffert les esclaves[100].

En 1745, les premiers grands essais de variolisation, c'est-à-dire d'inoculation d'une forme bénigne de variole pour en éviter une plus

[99] Maladies vermineuses ou verminoses : maladies dues à des vers parasites ronds ou plats.

[100] Bourdier K. *Les conditions sanitaires sur les habitations sucrières de Saint Domingue à la fin du siècle*. La découverte, 2011, 43, 349-368

grave, débutèrent à Saint-Domingue. La technique consistait à mettre dans une plaie un fil imprégné de pus venant d'une plaie variolique. La pratique de l'inoculation, connue en Angleterre depuis les années 1720, s'était répandue tardivement en France. C'est un médecin suisse, Théodore Tronchin (1709-1781) qui parvint à l'introduire à la cour de Versailles et à convaincre Louis XVI (1754-1793) et certains membres de sa famille de se faire inoculer, Louis XV (1710-1774) étant mort de la variole en 1774. À Saint-Domingue, la variolisation a concerné toute la population, quelle que soit sa couleur de peau ou son statut social. L'histoire a retenu un nom, celui de Siméon Worlock (17..-17..), né à Antigua, arrivé à Saint-Domingue en 1774. Recommandé au gouverneur, Bertrand d'Ogeron de la Bouëre, par le ministre de la Marine, Pierre Bourgeois de Boynes (1718-1783), Worlock demanda un brevet de médecin inoculateur du Roi, et inocula par milliers les esclaves de la colonie. L'inoculation était pratiquée dans les habitations. Ainsi, dès les années 1780, l'inoculation était devenue quasi-systématique à Saint-Domingue, bien avant la France métropolitaine. C'est en 1796 qu'Edward Jenner (1749-1823), un médecin anglais, avait remarqué que des gens vivant au contact des bovins atteints de vaccine, ne contractaient pas la variole. Il « inventa » une nouvelle méthode d'immunisation contre la variole, l'inoculation de la vaccine, qui a été utilisée dans le monde jusqu'à l'éradication de la variole en 1980.

Le 15 mai 1791, à Paris, l'Assemblée nationale accorda le droit de vote à certains « libres de couleur [101]», ce qui inquiéta les planteurs blancs et ne contenta pas davantage les « affranchis ». Le 14 août 1791, des noirs marrons (ainsi appelle-t-on les esclaves qui avaient fui les plantations et s'étaient réfugiés dans les forêts) revendiquèrent l'abolition de l'esclavage au cours d'une cérémonie vaudou au Bois-Caïman, près du village de Morne-Rouge. Dans la nuit du 22 au 23 août 1791 éclata une violente insurrection à Saint-Domingue. Esclaves noirs et affranchis revendiquaient la liberté et l'égalité des droits avec les citoyens blancs. Ce fut le début d'une longue et meurtrière guerre qui mena à l'indépendance de l'île. Des centaines de sucreries furent

[101] Les gens de couleur libres, dans les colonies françaises des Amériques, sous l'Empire colonial français, étaient des gens de couleur Noirs et métis qui n'étaient pas esclaves.

détruites et des Blancs massacrés. Les premiers combats révélèrent les talents militaires d'un affranchi, François-Dominique Toussaint-Louverture (1743-1803).

En 1793, l'Espagne entra en guerre contre la France. Elle occupa la partie orientale de l'île et offrit à François Toussaint-Louverture de combattre les Français à ses côtés en échange d'une promesse de liberté générale. Toussaint-Louverture accepta et à la tête de 4 000 hommes, il vola de succès en succès.

Pour faire face à l'insurrection, la République française envoya dans l'île les commissaires Léger-Félicité Sonthonax (1763-1813) et Etienne Polverel (1738-1795), deux abolitionnistes, avec un corps expéditionnaire de six mille hommes. Le 29 août 1793, Sonthonax proclama : « *Tous les nègres et sang-mêlés, actuellement dans l'esclavage, sont déclarés libres pour jouir de tous les droits attachés à la qualité de citoyen français* ».

Les planteurs appelèrent alors les Anglais à leur secours. En mai 1794, 7 500 soldats anglais, venus de la Jamaïque, débarquèrent à Haïti et s'emparèrent de la capitale, Port-au-Prince. Toussaint-Louverture, prenant alors conscience de la fragilité du soutien espagnol, changea de camp le 18 mai 1794, et fit front commun avec les révolutionnaires français. Il intervint avec ses troupes aux côtés du général Étienne Maynard de Bizefranc de Laveaux (1751-1828), gouverneur, et la Convention le nomma général de division le 17 août 1794. Les Anglais furent battus et décimés par une épidémie de fièvre jaune. Toussaint-Louverture prit dès lors en main le gouvernement de l'île, s'appliqua à rassurer les planteurs, proclama le 8 juillet 1801 l'autonomie de l'île et se nomma Gouverneur général à vie de la nouvelle République.

Soucieux de conserver la prestigieuse possession antillaise, Napoléon Bonaparte, Premier consul de 1799 à 1804, envoya à Saint-Domingue une expédition commandée par son beau-frère, le général Charles Victor Emmanuel Leclerc (1772-1802). Cette expédition fut rendue possible par la paix avec la Grande-Bretagne en octobre 1801. L'expédition quitta la France en décembre 1801 avec 30 000 soldats. Toussaint-Louverture disposait d'une armée de 20 000 hommes et de sa garde nationale, véritable troupe aguerrie qui comptait 10 000 hommes. Battu et contraint de capituler en mai 1802, il fut déporté en France et exilé au fort de Joux dans le Doubs où il mourut de pneumonie, un an plus tard le 7 avril 1803. Leclerc mourut de la fièvre jaune à l'île de La Tortue et son remplaçant Donatien Marie Joseph de Vimeu de Rochambeau (1755-1813), perdit la bataille de Vertières, près du Cap, le 18 novembre 1803, contre le général rebelle Jean-Jacques Dessalines (1758-1806), ancien lieutenant de Toussaint. Celui-ci proclama l'indépendance de Saint-Domingue le 1er janvier 1804. Il s'agissait de la première République noire indépendante. Saint-Domingue fut renommée Haïti.

En 1791, il y avait à Saint-Domingue 26 médecins, 291 chirurgiens, de 600 à 800 chirurgiens de plantation et 24 apothicaires, mais les hôpitaux étaient dans un état pitoyable, comme l'avait fait observer en 1792, le général de Laveaux au commissaire Sonthonax. Le service de santé de l'armée du général Leclerc fut d'emblée dans une grande improvisation, se recrutant à parts égales entre l'armée de terre, la marine et les chirurgiens de la colonie, d'où un conflit de juridiction obligeant le général en chef à intervenir dans un ordre portant « *que provisoirement les malades seront traités dans les hôpitaux de l'armée par les officiers de santé de terre et que ceux de la colonie leur seraient subordonnés* ». C'est dans ce contexte de rivalité de corps que le corps expéditionnaire fut victime dès le 15 avril 1802 d'une terrible épidémie de fièvre jaune. Adolphe Thiers (1797-1877) écrit dans l'Histoire de Consulat et de l'Empire. Expédition Leclerc à Saint-Domingue, 1802 : « *À peine l'armée commençait-elle à s'établir à Saint-Domingue, qu'un fléau fréquent dans ces régions vint frapper les nobles soldats de l'Armée du Rhin et d'Égypte. Vingt généraux furent enlevés presque en même temps, les officiers et les soldats succombaient par milliers ; quinze mille périrent en deux mois* ».

Sur 59 000 hommes débarqués de 1791 à 1803, il y eut 8 000 tués au combat ou morts des suites de leurs blessures, 40 000 morts de fièvre jaune ou de paludisme et seulement 10 000 survivants. Au 12 mars 1803, étaient décédés près de 250 chirurgiens, pharmaciens et médecins issus de manière égale de l'armée de terre, de la marine et des « colons » requis sur place[102].

---

102 Pluchon P. *Histoire des médecins, pharmaciens de marine et des colonies, Op.cit.* p. 366.

La France aux petites Antilles

Les Petites Antilles ou Petites Caraïbes constituent un archipel situé à l'est et au sud-est de la mer des Caraïbes, qui se compose des îles de la partie sud de l'arc antillais depuis Porto Rico et la fosse d'Anegada au nord-ouest jusqu'à l'Amérique du Sud.

C'est au cours de son deuxième voyage que Christophe Colomb aperçut la Désirade, puis Marie-Galante et la Dominique[103]. Le 4 novembre 1493, il débarqua à la Guadeloupe. Puis, il repartit vers le nord en direction d'Hispaniola, et aperçut Montserrat, Saint-Christophe, Saint-Martin et Saint-Barthélemy. Au cours de son quatrième voyage, il accosta à la Martinique et à Saint-Vincent.

C'est à partir de Saint-Christophe que se développa l'établissement colonial de la France, avec la prise de la Guadeloupe et de la Martinique en 1635. La Dominique et Saint-Vincent devinrent les refuges des Amérindiens partout ailleurs décimés.

Saint-Christophe est la première colonie française fondée aux petites Antilles. En 1625, Pierre Belain d'Esnambuc (1585-1637), un capitaine marchand de Dieppe, quitta Honfleur pour se livrer en mer des Antilles au commerce interlope. Pourchassé par les Espagnols, il relâcha sur l'île de Saint-Christophe (Saint Kitts-Niévès - Anguilla des Anglais). Un autre « flibustier », un anglais, Thomas Warner (1580-1649), réfugié sur l'île en 1624, permit aux Français de s'installer sur l'île. Français et Anglais décidèrent de s'unir pour se protéger des Indiens Caraïbes, qui voulaient les chasser. Ils prirent les devants, massacrant une partie des Indiens, chassant l'autre et se partageant l'île. Belain retourna en France, les cales de son navire regorgeant de pétum (tabac), la plante cultivée dans l'île. En 1625, fut fondée la Compagnie des îles de Saint-Christophe. Le 13 mai 1627, Anglais et Français signèrent le traité dit « du Figuier » qui établit les limites des deux colonies sur l'île. Mais, alors que la colonie anglaise prospérait,

103 Jean-Pierre Moreau, *Les Petites Antilles de Christophe Colomb à Richelieu : 1493-1635*, Paris, Karthala, 1992, 319 p. (ISBN 978-2-865-37335-2), p. 198.

la colonie française périclitait, et les Anglais en profitèrent pour occuper des terres françaises.

Belain retourna en France et rendit compte à Richelieu qui envoya une flotte commandée par François de Rotondy de Cahuzac[104] qui arriva à Saint-Christophe en août 1629. Il somma Thomas Warner de restituer les terres françaises occupées par les Anglais. Sans réponse, Cahuzac attaqua les navires anglais mouillés en rade. Battus à la bataille de l'Anse aux Papillons, les Anglais restituèrent les terres prises aux Français.

Vers la fin d'octobre une flotte espagnole commandée par l'amiral Don Fadrique Alvarez de Tolède y Mendoza (1580-1634) attaqua la colonie française qui, battue, se dispersa. Belain aborda l'île de Saint-Martin et retourna à Saint-Christophe avec un navire de la flotte de l'amiral de Cahuzac, avec lequel, il attaqua les Anglais restés sur place, puis partit chercher les Français qui s'étaient éparpillés dans les autres îles comme Saint-Martin et Saint-Barthélemy. Mais, ne possédant plus de provisions, les colons souffraient de la famine. Pour manger, ils échangeaient leur récolte de pétum contre des vivres avec des marins hollandais. Belain décéda en décembre 1636 et plusieurs gouverneurs lui succédèrent, dont Philippe de Longvilliers de Poincy (1584-1660) en 1639, qui établit, à partir de Saint-Christophe, des colonies françaises à Saint-Barthélemy, Saint-Martin et Sainte-Croix. Les premiers esclaves noirs[105] ont été amenés dans les îles vers 1641.

En 1651, la Compagnie des îles d'Amérique, qui avait succédé à la Compagnie des îles de Saint-Christophe, fit faillite et Poincy fit acheter les quatre îles par l'Ordre de Saint-Jean-de-Jérusalem qui ouvrit le premier hôpital connu des Petites Antilles en 1654. En 1660, l'île fut envahie par les Anglais et les Français partirent, pour la plupart, à Saint-Domingue. En 1665, le gouverneur Charles de Sales (1625-1666) attaqua les Anglais qui furent battus et la colonie

---

[104] Jean-Claude Castex, *Dictionnaire des batailles navales franco-anglaises*, Québec, Presse de l'université de Laval, 2004, 418 p. (ISBN 978-2-7637-8061-0), p. 16-17.

[105] Verrand L. Premiers esclaves aux Petites Antilles d'après les chroniques et récits de voyages français (XVIIe siècle). In : *L'esclave et les plantations : de l'établissement de la servitude à son abolition. Hommage à Pierre Pluchon. Presses Universitaires de Rennes*, 2009.

française s’étendit alors sur la totalité de l’île. Mais les Anglais sortirent vainqueurs de la deuxième guerre anglo-néerlandaise et la France dut restituer leurs terres aux Anglais par le traité de Breda du 31 juillet 1667. En 1688, à l’occasion de la guerre de la ligue d’Augsbourg, les Anglais furent forcés le 29 juillet 1689 d’évacuer l’île et furent transportés à Niévès. L’année suivante, en juin 1690, les Français qui furent chassés à leur tour. Le traité de Ryswick de 1697 restitua la partie française à ses premiers maîtres. Ce traité signé les 20 et 21 septembre 1697 à Ryswick, ville hollandaise des faubourgs de La Haye, mit fin à la guerre de la ligue d’Augsbourg entre Louis XIV et une coalition européenne, qui avait duré de 1688 à 1697. La ligue d'Augsbourg était une alliance de la plus grande partie de l’Europe contre la France de Louis XIV alors au sommet de sa puissance. Le traité de Ryswick mit un terme à la prépondérance française et établit un équilibre dans une Europe où il fallait désormais compter avec l’Angleterre.

Mais, le retour des Français à Saint-Christophe fut difficile. Ils étaient peu nombreux et ceux qui avaient été transportés dans les autres îles, s’y étaient établis et n’y revinrent pas. À la suite de la guerre de Succession d’Espagne (1701-1713), la colonie française de Saint-Christophe fut officiellement cédée à la Grande-Bretagne par le traité d’Utrecht du 11 avril 1713. Les Français furent « transportés » vers Saint-Domingue, la Martinique et la Guadeloupe.

On prête généralement la découverte de la Martinique à Christophe Colomb le 15 juin 1502 au cours de son quatrième voyage vers les « Indes ». C’est Belain d’Esnambuc qui établit en 1635 une colonie à la Martinique pour le compte de la couronne de France et de la Compagnie des îles d'Amérique. Il nomma gouverneur Jean Dupont ou du Pont. Les premiers établissements français en Martinique furent le Fort Saint-Pierre (actuelle ville de Saint-Pierre) et la ville du Fort-Royal (actuellement Fort-de-France). Ayant fait naufrage, Jean Dupont fut remplacé en 1637 par Jacques Dyel du Parquet (1606-1658) - neveu de Belain d’Esnambuc - qui massacra les Indiens Caraïbes.

À la demande de la Compagnie des îles d'Amérique, un marchand de Rouen d’origine hollandaise, Daniel Trézel (1576-1641) installa en 1640 le premier moulin à sucre de la Martinique et les premiers

esclaves furent débarqués dans l'île. En 1674, la Martinique fut rattachée au Domaine du Roi. La Martinique connut alors une croissance économique spectaculaire : la production sucrière quadrupla entre 1717 et 1753, alors que sa population doublait.
Pendant la guerre de Sept Ans (1756-1763), après la défaite des Français en Amérique du Nord, les Britanniques s'attaquèrent aux Caraïbes et prirent possession de nombreuses îles françaises dont la Martinique en 1762, laquelle fut restituée par le Traité de Paris signé en 1763. La Martinique redevint britannique de 1794 à 1802 à la suite du traité de Whitehall[106] du 19 février 1793 signé entre les Anglais et les colons esclavagistes pendant la Révolution française (1789-1799) et de 1809 à 1814 après l'invasion par l'amiral britannique Thomas Cochrane (1775-1850). Puis La Martinique fut remise au représentant de Louis XVIII (1755-1824), le comte Pierre de Vaugiraud (1741-1819), en application du traité de Paris du 30 mai 1814, signé après la défaite de Napoléon 1er exilé à l'île d'Elbe.

Les insurrections d'esclaves s'y succédèrent en 1822 et en 1848, entraînant une répression impitoyable. Le 22 et 23 mai 1848, le Gouverneur Louis de Rostoland (1791-1862) signa le décret d'abolition de l'esclavage. Afin de remplacer les esclaves noirs, fut alors mis sur pied un service d'immigration indienne qui transporta la main d'œuvre indienne (les coolies) de Pondichéry en Martinique. Les épidémies de fièvre jaune se succédèrent de 1802 à 1898, entrecoupées de périodes dites d'immunité.

Mais, l'activité économique de la Martinique bénéficiait de la perte de Saint-Domingue et sa capitale - Saint-Pierre - connaissait alors une prospérité que seule la terrible éruption volcanique de la Montagne Pelée vint interrompre le 8 mai 1902 et dont elle ne se remit jamais complètement.

Jean Guyon, un médecin de l'Armée de Terre en poste à la Martinique, fit progresser nos connaissances sur la fièvre jaune.

---

106 Le traité de Whitehall a été signé entre les Britanniques et les colons français de Saint-Domingue, la Martinique et la Guadeloupe, permettant aux colons de combattre les troupes révolutionnaires et l'émancipation des Noirs, et aux Britanniques de récupérer la lucrative fiscalité sur les plantations françaises de canne à sucre.

Jean Louis Geneviève Guyon[107] (1794-1870)

Issu d'un milieu modeste, né à Albert dans la Somme le 7 avril 1794, son parrain, médecin, le poussa à faire des études de médecine à Paris qu'il termina en 1810. Puis, en 1811, il s'engagea comme aide-chirurgien dans l'armée impériale. En 1814, il embarqua sur l'*Hermione* pour la Martinique puis se rendit à Sainte-Lucie où il pensait s'installer définitivement, mais le traité de Paris rendit cette île à la Grande-Bretagne. Jean Guyon revint à la Martinique qui était gravement touchée par une épidémie de fièvre jaune, persuadé que la fièvre jaune n'était pas contagieuse d'homme à l'homme. Pour confirmer son hypothèse, il se lança dans des expériences mettant sa propre vie en danger.

C'est Pierre Lefort (1767-1843), médecin du Roi à l'hôpital de Fort-Royal, qui relate cette expérience, que nous reproduisons telle quelle:
« *Ce courageux médecin a pris le 28 juin 1822, dans la grande salle de l'Hôpital du Fort-Royal, en présence des médecins, chirurgiens, pharmaciens et autres employés de l'hôpital, la chemise d'un homme atteint de fièvre jaune, toute imbibée de la sueur du malade, s'en est revêtu sur le champ, et a été ensuite inoculé aux deux bras par M. Cuppé* (1779-1825*), chirurgien entretenu de 1re classe, avec la matière jaunâtre des vésicatoires en suppuration ; l'appareil et la chemise ont été gardés pendant 24 heures et lavés en présence des témoins.*
Le 30 juin au matin, Monsieur Guyon but un petit verre d'environ deux onces de la matière noire vomie par le sieur Framerie d'Ambucq, commis de la marine, matière qu'il trouva d'une excessive amertume, et après s'être frictionné les deux bras avec cette même matière, il en a été inoculé par M. Cuppé. Le sieur Framerie étant mort le 1er juillet, M. Guyon a revêtu sa chemise toute imprégnée de matière noire encore chaude, et s'est aussitôt couché dans le lit du défunt. Il y est resté six heures et demie, y a dormi en présence des témoins de cette expérience.
Le malade ayant servi à la première expérience ayant succombé le 2 juillet, l'ouverture de son corps a été faite par M. Guyon. L'estomac

[107] Louis F. Devoirs de Mémoire. *Edition Association Ceux du Pharo*, 2018, p. 178-179.

contenait une assez grande quantité de matière noire sanguinolente et sa membrane interne était rouge et enflammée. M. Guyon a de nouveau été inoculé aux deux bras avec cette matière et les piqûres recouvertes par la surface altérée de morceaux pris dans les parois de l'estomac. L'appareil a été levé vingt-quatre heures après l'application. Les parties inoculées étaient enflammées, douloureuses et les glandes axillaires un peu tuméfiées ; ces accidents se sont dissipés au bout de trois jours, et la santé de M. Guyon n'en a pas été autrement affectée ».

Pierre Lefort poursuit *: «Pour se soumettre à de telles épreuves, il faut, si convaincu que l'on soit de son opinion, une force de caractère et de résolution qui, certes, n'est donnée qu'à un bien petit nombre d'hommes ; [...] une abnégation complète de soi-même peut seule, en pareille matière rendre l'homme supérieur à toutes les répugnances et aux dégoûts les plus naturels ».*

En 1824, Jean Guyon partit à La Désirade pour étudier la lèpre à la léproserie ouverte en 1725 par le Gouverneur de la Guadeloupe pour tous les lépreux des possessions françaises aux Antilles.

De retour en France en 1826, il fut nommé directeur de l'hôpital de l'île de Leon dans la baie de Cadix où il continua à étudier la fièvre jaune qui sévissait sur toute la côte espagnole. En 1831 éclata en Europe la première grande épidémie de choléra. Jean Guyon fut envoyé en Pologne. Pour prouver la non-contagiosité du choléra, il s'inocula deux fois du sang du cholérique, puis de la matière blanche de l'intestin grêle se vêtit de la chemise d'un cholérique décédé. Il ne fut pas infecté.

De retour à Paris, l'épidémie de choléra avait atteint la France et il étudia la maladie à Paris en 1832 et à Arles en 1833. Il fut affecté aux hôpitaux de l'armée d'Afrique et confronté de nouveau au choléra à Alger en 1835, à Bône et à Constantine en 1836. Il fut nommé chirurgien en Chef de l'Armée d'Afrique en 1838 et finit sa carrière comme Inspecteur du service de santé à Alger. Il décéda le 24 août 1870 à Paris.

Membre correspondant de l'Académie des Sciences depuis 1856, il avait publié de nombreux ouvrages et articles scientifiques dont « *Un mot sur la fièvre jaune de Lisbonne en 1857* ».

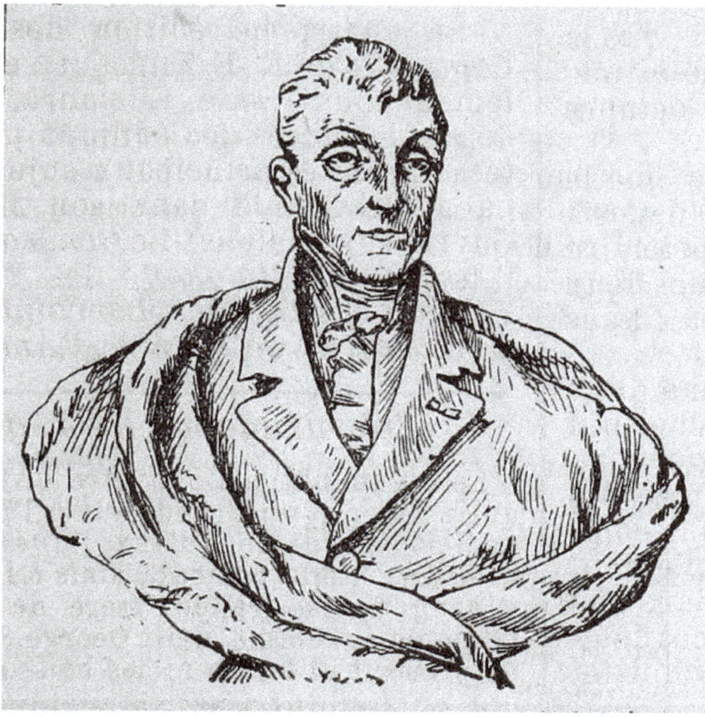

Figure 25 : Portrait de Pierre Lefort

Pierre François Lefort[108] [109](1767-1843)

Né le 18 octobre 1767 à Mers-les-Bains dans la Somme, il commença des études de théologie qu'il fut contraint d'arrêter à la Révolution de 1789. Le 1er juillet 1793, à 28 ans, il obtint, par concours, l'emploi de chirurgien de 3e classe et embarqua comme aide-chirurgien à bord de l'*Impétueux* qui fut capturé le 1er juin 1794 par les Anglais. Il resta prisonnier de guerre pendant trois ans du 2 juin 1794 au 21 juin 1797. À sa libération, nommé chirurgien de 1re classe, il fut envoyé à Portsmouth en Angleterre pour inspecter les prisonniers de guerre français dans les prisons anglaises. Il prodigua ses soins aux détenus. Il fonda, en grande partie à ses frais, un ponton-école, *l'Europe,* pour les jeunes prisonniers, mousses et novices de dix à dix-huit ans, qui

[108] Louis F. Devoirs de Mémoire. *Op.cit.* p. 178-179.
[109] Brisou B, Sardet M. Dictionnaire des médecins, chirurgiens et pharmaciens de la marine. *Op.cit.* pp. 494-495.

étaient au nombre de sept à huit cent parmi 32 000 prisonniers. Il se maria sur place avec une Irlandaise.

À son retour en France, il fut mis en demi-solde à partir du 1er mai 1800, puis fut chirurgien entretenu le 27 avril 1801 et envoyé en Espagne à Cadix. Il navigua jusqu'en 1805, participa à bord du *Formidable* à la bataille de Trafalgar le 21 octobre 1805 et fut de nouveau fait prisonnier. Renvoyé en France sur parole le 4 mars 1806, il servit dans les hôpitaux de Toulon, soutint à Paris sa thèse de docteur en médecine sur « *Dissertation sur les maladies contagieuses* ».

Il fut désigné pour La Spezzia, port italien situé entre Gênes et Pise, puis pour Gênes de 1811 à 1814. Puis, il fut médecin du Roi à l'hôpital de Port-Royal à la Martinique le 27 juillet 1814. Pendant les Cent-Jours, le gouverneur royaliste, Pierre de Vaugiraud (1741-1819) nommé par Louis XVIII (1755-1824), livra l'île aux Anglais et Pierre Lefort, bonapartiste, fut expulsé. Il alla exercer la médecine à New York pendant deux ans, puis fut rappelé en octobre 1817 par le général François-Xavier Donzelot (1764-1843), nouveau gouverneur, nommé en 1817. Promu premier médecin-en-chef le 25 octobre 1821, Pierre Lefort fut confronté à la fièvre jaune, notamment sur plusieurs bateaux venant d'Europe. Il soigna de nombreux patients et se livra à des travaux de recherche sur la fièvre jaune avec Jean Guyon, dont il a relaté les expériences. Pierre Lefort a écrit plusieurs articles sur la fièvre jaune en défendant la non-contagiosité directe de la maladie.

Dans ses Mémoires publiées en 1823, il écrit : « *Il nous appartient à nous tous qui vivons au milieu de la fièvre jaune, et qui en faisons notre étude spéciale, d'essayer par tous les moyens en notre pouvoir, d'éclairer le Gouvernement, induit en erreur dans une cause qui intéresse à la fois sa gloire et sa prospérité. À l'abri de toute influence, hormis celle du devoir, nous avons dit les vérités telles que nous les savons, appliqué autant que possible le mot propre à chaque chose, et discuté avec toute la liberté que réclame le sujet, les points principaux sur lesquels les partisans de la contagion appuient leur système* ».
Rappelons qu'à l'époque, si l'absence de transmission d'homme à homme de la fièvre jaune était défendue par certaines, nul ne soupçonnait la transmission par le moustique. Cependant, Pierre

François Kéraudren (1769-1857), inspecteur général du service de santé de la Marine, préconisait d'observer les précautions sanitaires de la quarantaine.

Pierre Lefort resta en Martinique jusqu'à 1826, puis demanda et obtint sa retraite le 18 janvier 1828, se retira à Amiens et décéda le 12 janvier 1843.

C'est au cours de son deuxième voyage en 1493 que Christophe Colomb aperçut la Guadeloupe où il débarqua le 4 novembre 1493. Deux colons français, Charles Liénard de l'Olive (1601-1643), un fidèle lieutenant de Belain d'Esnambuc, et Jean du Plessis d'Ossonville (? -1635) s'associèrent pour signer avec la Compagnie des îles d'Amérique, le 14 février 1635, un contrat par lequel ils obtinrent en concession la Dominique, la Martinique et la Guadeloupe. Ils débarquèrent le 28 juin 1635 à la Guadeloupe, à Pointe-Allègre, du côté de Sainte-Rose. Contre l'avis de Du Plessis, Liénard de l'Olive attaqua les Amérindiens et les extermina presque tous.

Un Père Dominicain, Jean-Baptiste Du Tertre (1610-1687) arriva à la Guadeloupe en 1640. Botaniste, ornithologue, écrivain, il décrivit la plupart des maux sévissant en Guadeloupe dont « les taches rouges » et « le vomito négro » de la fièvre jaune. Un autre Dominicain, Jean-Baptiste Labat (1663-1738) arriva en 1693, lui-même botaniste, anthropologue, écrivain. Il compléta les études de Jean-Baptiste Du Tertre. Ils n'étaient pas médecins, mais, fins observateurs des maladies tropicales, ils firent progresser nos connaissances en ce domaine.

En 1649, Charles Houël (1616-1682) fit l'acquisition de la Guadeloupe, la Désirade, Marie-Galante et les Saintes, après avoir laissé la Compagnie des îles d'Amérique - leur propriétaire - tomber en faillite. Il introduisit la canne à sucre dans l'île en 1660 et fit venir près de 10 000 esclaves. En 1664, la Compagnie française des Indes occidentales prit possession de la Guadeloupe en expropriant Houël et sa famille, mais fit faillite en 1674. La Guadeloupe et la Martinique passèrent alors sous l'autorité directe du Roi de France, qui poussa à la culture de la canne à sucre, beaucoup plus rentable que celle du tabac cultivé par les planteurs, mais qui était concurrencée par le tabac

produit en Virginie. La population blanche diminuait alors que la population d'esclaves augmentait, mais beaucoup moins qu'en Martinique. Comme la Martinique, la Guadeloupe fut conquise par les Britanniques pendant la guerre de Sept Ans dès 1759 et restituée en 1763 par le Traité de Paris. Ce fut une période de forte expansion économique. En avril 1794, profitant des troubles provoqués par la Révolution française, les Britanniques reprirent brièvement l'île dont ils furent chassés en mai par Victor Hugues (1762-1826), un révolutionnaire, qui proclama le 7 juin l'abolition de l'esclavage. En 1808, les Anglais menèrent une nouvelle campagne d'invasion et prirent la Guadeloupe, Marie-Galante, la Désirade et les Saintes. La Grande-Bretagne céda la Guadeloupe le 3 mars 1813 à Jean-Baptitste Bernadotte (1763-1844), maréchal d'Empire, prince héritier de Suède, un Palois traître à son pays. Mais le traité de Paris du 30 mai 1814 redonna la Guadeloupe à la France. L'épisode des Cent-Jours replaça la Guadeloupe sous occupation anglaise et le deuxième traité de Paris de novembre 1815, signé après la défaite de Napoléon 1er à Waterloo, rendit la Guadeloupe à la France. La Guadeloupe devint définitivement française en 1816.
Le 24 décembre 1854, à bord de *l'Aurélie,* les premiers Indiens (300 personnes) arrivèrent en Guadeloupe pour remplacer, sous contrat de travail, les esclaves libérés par le décret du 27 avril 1848. Ils étaient originaires de la Côte de Coromandel, de Pondichéry, de Madras, de la côte de Malabar ou de Calcutta.

Entre 1865 et 1866, le choléra fit des ravages en Guadeloupe et on y dénombra 12 328 décès en une seule année. Quant à la fièvre jaune, après la grande épidémie qui avait ravagé les Antilles de 1852 à 1856, elle avait pratiquement disparu de la Guadeloupe. C'est à peine si y avaient été signalés quelques-uns de ces cas sporadiques, comme il s'en présente assez généralement pendant les grandes chaleurs des hivernages. Fin octobre 1868, une épidémie éclata à Pointe-à-Pitre, suivie de nouvelles épidémies en 1879, 1887 et en 1896.

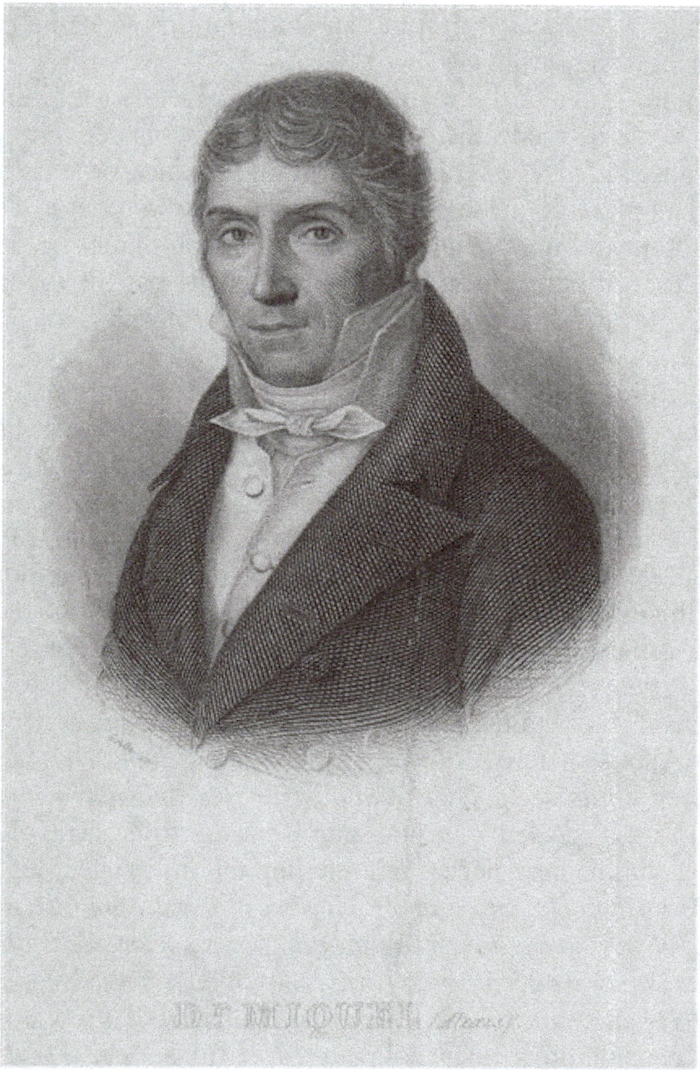

Figure 26 : Portrait d'Alexis Miquel.

Alexis Miquel (1756-1838), un médecin du Roi en Guadeloupe.

Il est né à Rieupeyroux, dans l'Aveyron, le 11 février 1756. Son oncle et parrain, un bénédictin, dom Miquel, contribua à son éducation. Alexis fut envoyé très jeune à l'Université de Montpellier y suivre les cours de médecine. Il fut l'élève de Paul Joseph Barthès (ou Barthez) (1734-1806), médecin et encyclopédiste, l'un des auteurs de l'*Encyclopédie ou Dictionnaire raisonné des sciences, des arts et des métiers.* Alexis Miquel fut promu au Doctorat en médecine en 1777, avant d'avoir vingt-et-un ans.

Sa renommée lui valut d'obtenir en 1784 le brevet de Médecin du Roi près de l'École de médecine de Brest. Jean-François de Gallup, comte de Lapérouse (1741-1788), ami de la famille Miquel, proposa à Alexis en 1785 une place de médecin à bord de *la Boussole* pour effectuer un voyage autour du monde. Des empêchements familiaux ne permirent pas à Alexis d'embarquer, fort heureusement car l'expédition de Lapérouse devait sombrer en juin 1788 à Vanikoro dans les îles Santa Cruz.

Miquel continua son service à Brest sous les ordres d'Antoine, Chaumont Sabatier (1739-1798), médecin-en chef des hôpitaux, professeur de médecine pratique. *« Le Brevet de médecin du roy à la Grande-Terre de la Guadeloupe pour le sieur Miquel, docteur en médecine* » lui fut délivré le 12 janvier 1787. Il s'installa à Pointe-à-Pitre en 1789 et s'y maria en 1791 avec la fille d'un riche bourgeois, Antoine Picou de l'Isle (1730-1789).

Les deux principales villes de l'île de la Guadeloupe, Basse-Terre et Pointe-à-Pitre, comptaient chacune deux médecins du Roi, deux chirurgiens du Roi et un apothicaire. En tant que médecin du Roi en la colonie, Alexis Miquel devait visiter « *dans leurs maladies des officiers et soldats [...] et administrer les mêmes secours aux habitants* ». La présence d'une garnison de trois cents hommes, appelée à augmenter, nécessitait un hôpital militaire. Médecin-en-chef, « *Miquel porta un coup-d 'œil sévère sur l'administration des hôpitaux, et par sa vigilance autant que par sa fermeté, il obtint que les malades se trouvent bien traités et mieux peut-être qu'ils le l'eussent été au sein de leurs propres familles ».* Il avait ouvert des jours de consultations pour les pauvres et fut appelé *« le Père des pauvres* ».

Les tumultes de la Révolution française se firent sentir aux Antilles à partir de 1792. Au mois de mai, les planteurs s'emparèrent de la municipalité de Basse-Terre. En novembre, la contre-révolution s'installa. Miquel exila sa famille sur l'île d'Antigua, mais demeura à Pointe-à-Pitre avant de se réfugier à Port-Louis, étant menacé pour sa vie. Il soigna et guérit un chef révolutionnaire, ce qui lui valut le surnom de « *Patriote* ». Puis, il rejoignit sa famille qui avait gagné la Martinique. L'année 1793 fut marquée par un conflit opposant la France à l'Angleterre et à l'Espagne. Miquel se retrouva à la

Martinique, occupée par les Anglais, « *au milieu d'une foule de ses anciens clients, jadis de conditions inégales, mais qui se trouvaient presque tous réduits, par le fléau des révolutions, à un même degré d'infortune et d'indigence* ». Il se forma alors une association de charité entre Alexis Miquel, le vicaire apostolique des Antilles, le révérend père Trepsac (17..- 1807), et le docteur Antoine Joseph Dariste (1763-1839), médecin à l'hôpital de Saint-Pierre, qui assistaient les réfugiés de la Guadeloupe et les pauvres de la Martinique.

Le général anglais William Keppel (17..-1834), gouverneur de la Martinique occupée de 1796 à 1802, seconda de tout son pouvoir, l'action des trois amis pour les malades de la Martinique.

La Guadeloupe subit l'occupation anglaise d'avril à décembre 1794. Lorsque l'ordre fut rétabli, Miquel y retourna et supervisa la construction d'un hospice de charité à Pointe-à-Pitre dont la surveillance lui fut confiée, ainsi que la présidence du Bureau de Bienfaisance.

En 1817, le brevet de Médecin honoraire du Roi fut adressé au docteur Miquel, au nom de Louis XVIII (1755-1824). Après trente-trois ans aux Antilles, Miquel décida en 1820 de rentrer en métropole. Il se fixa à La Brède, près de Bordeaux où il acheta le château de La Sauque, situé près du château de Montesquieu (1689-1755). Il donna ses soins à la clientèle « *rustique et gratuite* » de la Brède et des villages d'alentour.

Il y resta douze ans. Puis, en 1838, après un deuil qui le rendit inconsolable, il partit à Agen où il décéda le 13 juin 1838 à l'âge de 82 ans.

Pierre Jean Marcellin Brassac[110] [111], un médecin de marine à la Guadeloupe.

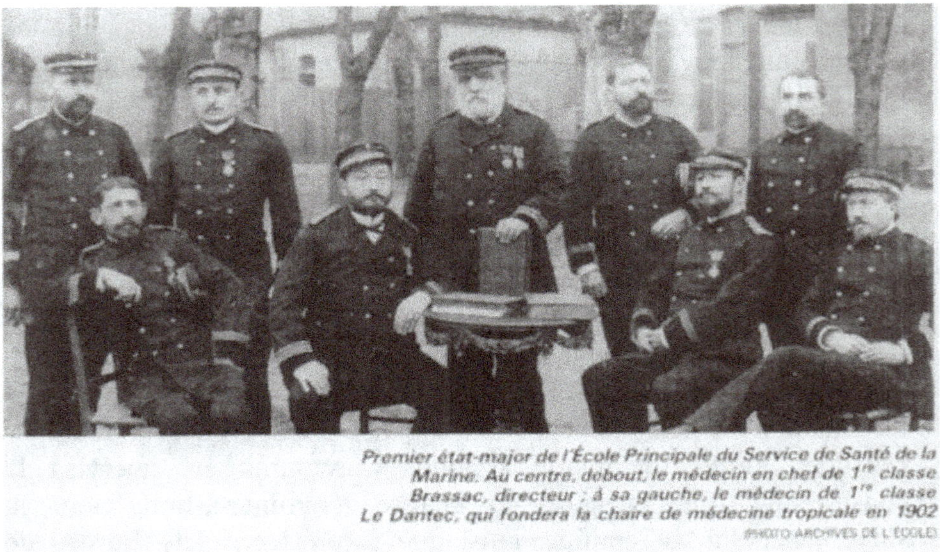
Premier état-major de l'École Principale du Service de Santé de la Marine. Au centre, debout, le médecin en chef de 1re classe Brassac, directeur ; à sa gauche, le médecin de 1re classe Le Dantec, qui fondera la chaire de médecine tropicale en 1902
PHOTO ARCHIVES DE L'ECOLE

Figure 27 : Pierre Jean Marcellin Brassac.

> Pierre Jean Marcellin Brassac (1831-1903).
>
> Il naquit le 19 avril 1831 à Craissac dans le Lot. Après ses études à l'École de médecine navale de Toulon, il fut nommé le 18 novembre 1852 chirurgien auxiliaire de 3e classe et embarqua sur le navire de transport *Perdrix*. De 1853 à 1855, il fut constamment embarqué. Il fut confronté sur la frégate à vapeur *Christophe Colomb* à une épidémie de typhus. Chirurgien de 2e classe le 20 mai 1857, il fut prévôt à l'hôpital de Basse-Terre à la Guadeloupe en 1857-1858, puis en poste à Saint-Martin, puis de nouveau à Basse-Terre de 1859 à 1862. En 1863, il soutint sa thèse de doctorat en médecine à Montpellier sur « *Considérations pathologiques sur les pays chauds, basées sur les observations réalisées aux Antilles françaises de 1857 à 1862* ».

---

[110] Brisou B, Sardet M. Dictionnaire des médecins, chirurgiens et pharmaciens de la Marine. *Op.cit.* pp. 494-495.

[111] Louis F. Devoirs de Mémoire. *Op.cit.* pp. 207-208.

Chirurgien de 1re classe le 14 décembre 1865, il embarqua en 1866 sur le transport *Loire,* puis fut affecté à Cherbourg où sévissait une épidémie de choléra. Du 13 juillet 1867 au 8 juin 1868, il embarqua sur le *Tarn* en qualité de commissaire du gouvernement chargé du transport de coolies des Indes aux Antilles, participant ainsi à l'immigration indienne. Du 18 février au 27 juin 1869, il fut envoyé à Cumana au Venezuela, dans l'État de Sucre, afin d'y rencontrer le docteur Louis Daniel Beauperthuy (1807-1871) qui y était installé. Beauperthuy avait prévu le rôle du moustique dans la transmission de la fièvre jaune et était aussi un spécialiste de la lèpre. En 1869, Brassac participa une nouvelle fois à l'immigration indienne. Il retourna en mission à Basse-Terre du 1er juin 1870 au 27 novembre 1872 pour y expérimenter le traitement contre la lèpre de Beauperthuy.

En 1873-1874, il fut affecté à Toulon et promu médecin-principal en 1875. En 1876-1877, il remplaça Marie Théophile Griffon du Bellay (1829-1908) comme médecin chef du service de santé de la Guadeloupe. En 1878-1881, il fut médecin chef de l'hôpital maritime de Saint-Mandrier. Il partit en Nouvelle-Calédonie en 1881-1883 comme chef du service de santé. De 1885 à 1887, sa dernière affectation outre-mer fut la chefferie du service de santé de la Guadeloupe, poste qu'il avait déjà tenu en 1876-1877. Brassac fit donc une grande partie de sa carrière à la Guadeloupe.

Il fut le premier Directeur de l'École Principale du Service de santé de la Marine nouvellement créée à Bordeaux par le décret du 10 avril 1890. Dans son discours inaugural le 5 novembre 1890, Brassac informa les élèves qu'en dehors des cours prodigués à la Faculté et à l'hôpital, ils bénéficieraient des conseils des répétiteurs qui étaient des professeurs des écoles de médecine navale ayant servi outre-mer, et dont la tâche était de suivre les élèves en cours à la Faculté de Bordeaux et de leur apporter des compléments d'information. Brassac voulait faire de ses élèves des médecins *tout-terrain.*
Il aurait bien aimé prolonger ce commandement, mais la mort de l'inspecteur général de la marine provoqua une série de mutations et Brassac fut nommé en août 1892 directeur du service de santé à Brest poste qu'il quitta en avril 1896 pour jouir de sa retraite. Il décéda le 15 septembre 1903 à Vichy.

Son nom est passé à la postérité avec l'expression « les Brassacs » qui étaient des déjeuners annuels « raffinés » au cours desquels le commandant de l'École recevait les principaux professeurs de la Faculté de Bordeaux.

Alors que les colonies de la Martinique et de la Guadeloupe étaient françaises à la fin du XVIIe siècle, les Britanniques s'étaient installés à La Barbade à la limite de la mer des Caraïbes et de l'océan Atlantique depuis plus de trois siècles et y cultivaient la canne à sucre.
D'autres nations occupaient des îles des Petites Antilles en cette première moitié du XVIIIe siècle :

- Le Danemark à Sainte-Croix. En 1651, Sainte-Croix devint française grâce à de Poincy, qui permit son acquisition par l'ordre de Saint-Jean de-Jérusalem. L'île resta française jusqu'à sa revente en 1733 à la Compagnie danoise des Indes occidentales et de Guinée, puis sa reprise en mains par Frédéric V de Danemark (1723-1766) en 1754.

- les Provinces-Unies et la France à Saint-Martin. Des colons français et néerlandais débarquèrent sur l'île en 1848 et signèrent le traité de Concordia (ou des Accords) qui divisait l'île entre les deux pays, division qui existe toujours. La partie française de Saint-Martin fut placée sous le contrôle de Saint-Christophe. En 1796, Victor Hugues occupa la zone néerlandaise. De 1800 à 1815, pendant les guerres napoléoniennes, les Britanniques occupèrent de nouveau l'île. Les Français retrouvèrent la partie française en 1815 par le traité de Paris de 1814. Le 28 novembre 1839, la convention franco-hollandaise relança le traité de Concordia, et la division de l'île entre Français et Néerlandais.

- La Suède, puis la France à Saint-Barthélemy. En 1648 eut lieu la première occupation de Saint-Barthélemy par Poincy. De 1651 à 1656, l'île fut gouvernée par les Hospitaliers de l'ordre de Saint-Jean-de-Jérusalem. Du fait d'un sol pauvre et d'un climat très sec, elle n'offrait aucun potentiel économique, mais demeurait un enjeu stratégique par son port, naturellement protégé, du Carénage. En 1784, l'île fut cédée par Louis XVI au roi Gustave III de Suède (1746-1792) contre un droit d'entrepôt à Göteborg. Ravagée par un cyclone, puis par l'incendie de sa capitale en 1852, Saint-Barthélemy n'ayant plus de ressources et ne présentant plus d'intérêt commercial, le roi de

Suède et de Norvège Oscar II (1829-1907) céda l'île à la France. Saint-Barthélemy fut rattaché à la Guadeloupe le 16 mars 1878 après paiement par la France d'une somme dont le roi de Suède fit don à l'île.

Mais, ce sont surtout les « contentieux » entre la France et la Grande-Bretagne qui écrivirent l'histoire des Petites Antilles aux XVII-XVIIIe siècles. Quatre îles furent alors dénommées les « îles neutres » : La Dominique, Saint Vincent, Sainte-Lucie et Tobago[112].

À La Dominique, les conflits avec les Indiens Caraïbes étaient permanents, tant et si bien que, en 1660, Français et Anglais décidèrent que la colonisation de la Dominique devait être abandonnée. La Dominique fut déclarée officiellement « neutre » pour le siècle à venir, mais ses ressources naturelles restaient attractives et, au début du XVIIIe siècle, des forestiers britanniques et français venaient récolter du bois de construction. En raison de sa position géographique entre la Martinique et la Guadeloupe, la France devint peu à peu la puissance dominante sur l'île. Mais, au terme du traité de Paris de 1763, l'île devint britannique. Les Français reprirent en 1778 la Dominique pendant la Guerre d'indépendance américaine, puis la rendirent à la Grande-Bretagne en 1783. Le 3 novembre 1978, le Royaume-Uni a accordé l'indépendance à la Dominique.

Abordé le 22 janvier 1498 par Christophe Colomb, Saint-Vincent resta aux mains des Indiens Caraïbes, vivement opposés à la colonisation européenne, jusqu'au XVIIIe siècle. Saint-Vincent fut ensuite l'objet d'une lutte entre les Français et les Britanniques. Les Britanniques, en vertu du traité de Versailles de 1783, en prirent définitivement possession. Le conflit a continué jusqu'en 1796, lorsque le général anglais James Abercromby (1706-1781) écrasa la révolte fomentée par Victor Hugues depuis la Guadeloupe. Plus de 5 000 Caraïbes furent alors déportés aux îles Grenadines, puis à Roatán, une île au large du Honduras.

[112] Schnakenbourg E. Le contentieux franco-anglais des îles neutres antillaises dans la première moitié du XVIIIe siècle. In : *Outre-mers*, tome 100, n°380-381, 2013, pp. 206-231.

Français et Anglais revendiquèrent Sainte-Lucie prétendant avoir été les premiers à l'occuper : les Anglais en 1626, les Français en 1643. Sa position géographique au sud de la Martinique fit qu'un groupe de colons français commandé par Louis de Kerengouan (x -1654), y établit une colonie. En 1718, le Régent Philippe d'Orléans (1640-1701) envoya le maréchal Jean II d'Estrées (1624-1707) occuper Sainte-Lucie. Georges 1er (1660-1727), roi de Grande-Bretagne, alléguant sa souveraineté, confia l'île au duc John Montaigu (1690-1749), qui nomma un sous-gouverneur, Nathaniel Uring qui en prit possession et exigea le départ des Français. En janvier 1723, le gouverneur de la Martinique débarqua à la tête de 1 400 hommes et Uring se replia à La Barbade. L'île devient un haut lieu de la contrebande « anglaise » avec le commerce du bois, indispensable pour les besoins de la Barbade. Les cultures du café, cacao, coton, indigo, tabac (la culture de la canne à sucre était interdite dans les « îles neutres ») firent l'objet d'un commerce illégal. L'activité interlope consistait surtout en la vente d'esclaves dans les « entrepôts anglais ». En 1727, la France envoya à Sainte-Lucie la frégate *la Thétis* qui arraisonna les bâtiments anglais, français et hollandais qui se livraient à la contrebande. En 1730, les gouvernements français et anglais décidèrent de faire sortir leurs compatriotes de Sainte-Lucie, mais les ordres des gouvernements furent peu suivis.

Des corsaires français occupèrent Tobago en 1748. Charles de Tubières de Caylus (1698-1750), capitaine de vaisseau, gouverneur de la Martinique, encouragea leur installation. Les Anglais y virent une menace pour la Barbade. Mais, la priorité de Louis XV était alors en Amérique du Nord de récupérer l'île Royale, avec sa forteresse de Louisbourg tombée en 1745 et Caylus fut désavoué. Son successeur le marquis Maximilien de Bompar (1698-1773) confronté au départ des Français à Tobago et à Sainte Lucie, refusa d'employer la violence pour faire partir les « récalcitrants ». L'examen de la souveraineté sur Tobago et Sainte-Lucie fut confié en 1750 à des commissaires chargés de régler les différents concernant l'Acadie et la Nouvelle-Ecosse. C'est en 1759, pendant la guerre de Sept Ans, que l'offensive anglaise de William Pitt (1708-1778), ministre de la guerre de Grande-Bretagne, entraîna l'occupation des Petites Antilles françaises.
Beaucoup de médecins de marine ont servi dans les îles des Petites Antilles. Beaucoup sont morts de la fièvre jaune. Jacques Arago (1790-1855), écrivain et explorateur, le frère de l'illustre savant et

homme d'État François Arago (1786-1853), a fait paraître à la mémoire des officiers de santé victimes de la fièvre jaune aux Antilles une « *toile de voile du dessin allégorique* » en 1821.

Auguste Frédéric Dutroulau[113] (1808-1872) a fait en 1868 une description clinique de la fièvre jaune, demeurée classique.
Il est né le 31 mars 1808 à Brest où son père était garde-magasin de la Marine. Chirurgien entretenu de 3e classe, Auguste Dutroulau embarqua du 16 novembre 1827 au 30 septembre 1829 sur *l'Aurore,* une frégate en station au Sénégal. Après un an à terre à Brest, il fut aux Antilles du 3 septembre 1830 au 10 juillet 1831 sur la corvette *Diane.* Du 11 juillet 1831 au 21 juin 1833, il fut de retour à Brest attaché au service des cholériques. Chirurgien de 2e classe, il fit campagne aux Antilles et aux États-Unis sur le brick *Cuirassier* du 22 juin 1833 au 10 août 1834. Il revint à Brest, puis fut de nouveau embarqué, comme chirurgien-major, sur l'*Endymion*, sur les côtes d'Espagne. Après plusieurs embarquements, promu chirurgien de 1re classe le 19 février 1839, il fut affecté, à terre, à Fort-de-France à la Martinique où il fut d'emblée confronté à la fièvre jaune.

Il choisit la fièvre jaune[114] comme sujet de sa thèse qu'il soutint à Paris le 18 mars 1842 avec comme titre : « *Épidémie de fièvre jaune à la Martinique (de février 1839 à juillet 1841)* ». Dutroulau y écrit la maladie et dénonce la saignée qui affaiblit ou emporte les malades : « *Le visage s'enflamme, puis devient avec le reste du corps de couleur citron ; le transport au cerveau suit de bien près et le sang sort par le nez, la bouche, les autres conduits naturels, quelquefois même au travers des pores. On s'imagine au vu de pareils symptômes que le mal est occasionné par une trop grande abondance de sang ; on en conclut qu'il faut saigner et re-saigner le malade. Ce traitement ne manque pas d'en emporter plusieurs qui se trouvent dépourvus de forces suffisantes pour résister aux violents assauts du mal. Quelques-uns réchappent, mais c'est le plus petit nombre et ils sont si longtemps à se rétablir qu'il n'est point de convalescence plus longue. Ils n'en*

[113] Brisou B, Sardet M. Dictionnaire des médecins, chirurgiens et pharmaciens de la marine. *Op.cit.* p. 293.
[114] Dutrouleau A-F. *Traité des maladies des Européens dans les pays chauds*. Baillière, Paris 1868 : 679 p.

reviendraient pas moins que si on ne les saignait pas et guériraient plus tôt ».

Dutroulau fut détaché à la Guadeloupe pendant le tremblement de terre de 1843. Nommé second médecin-chef, il prit la tête de l'hôpital de Saint-Pierre à la Martinique. Puis, premier médecin-chef, il travailla de nouveau à la Guadeloupe de 1852 à 1856. Il resta aux Antilles de 1839 à 1856. Il prit sa retraite le 17 février 1857 et fut nommé médecin inspecteur des bains de mer à Dieppe. Il cessa toute activité en 1866 et décéda à Brest le 28 janvier 1872.

Il a publié en 1861 un « *Traité des maladies des Européens dans les pays chauds* », qui fut réédité en 1868. Il y traitait en particulier de la fièvre jaune et de la dysenterie endémique, dont la description évoque la dysenterie bacillaire. Il était membre correspondant de l'Académie de médecine.

De nombreux médecins du Roi et de la Marine ont servi à la fois en Guyane, en Nouvelle-France, à Saint-Domingue et aux Petites Antilles et se sont fait connaître par leurs travaux. Notre choix porte sur deux médecins du Roi qui jouirent d'une grande réputation : Dazille et Pouppée-Desportes ; sur l'apothicaire-botaniste du Roi Fusée-Aublet, sur un naturaliste Descourtilz et sur un « médecin inclassable » Moreau de Jonnés.

Jean-Baptiste René Poupée-Desportes[115] [116] (1704-1748)

Né à Vitré le 28 septembre 1704 d'un père médecin, il fit ses études de médecine à Paris et suivit les cours du Jardin du Roi, voulant acquérir la connaissance des plantes médicinales. Il soutint sa thèse à Reims sur le sujet « *An vita et mors mechanicè fiant* ». Grâce à la protection de Bernard de Jussieu, botaniste rendu célèbre pour avoir ramené d'Angleterre en 1735 un cèdre du Liban ou cèdre de Jussieu, et du comte Jean Frédéric de Maurepas, secrétaire d'État à la Marine, il fut désigné comme médecin du Roi à Saint-Domingue où il

[115] Gros. Un médecin des colonies au XVIIIe siècle, Poupée-Desportes (1704-1748. *Archives de médecine navale et coloniale*, 1896, n° 66, p. 345-357.
[116] Brisou B, Sardet M. *Dictionnaire des médecins, chirurgiens et pharmaciens de la Marine. Op.cit.* p. 649.

débarqua au Cap-Français le 22 octobre 1732. Les escadres françaises ayant besoin d'infrastructures hospitalières fiables, Poupée-Desportes réorganisa l'hôpital du Cap en portant le nombre de lits de 20 à 100. Il décréta qu'avant de pouvoir exercer aux Antilles, tout chirurgien devrait servir dans cet hôpital pendant un an, afin de s'instruire et de seconder les Frères de la Charité. Il voulut améliorer la formation des chirurgiens de plantation. Il étudia les plantes de Saint-Domingue.

Poupée Desportes mourut au Cap (Saint-Domingue) le 15 février 1748, à l'âge de 43 ans, après quatorze ans de séjour ininterrompu dans la colonie. Sa famille fit éditer son « *Histoire des maladies de Saint-Domingue* » en 1770, en trois volumes, dans laquelle il décrivait « *le mal de Siam* », qui est en fait la fièvre jaune. Il y écrit : « *Le premier événement qui l'ait fait remarquer, fut la relâche à la Martinique d'une nombreuse escadre qui venait du Siam et dont l'équipage pendant son séjour dans cette colonie fut affligé d'une fièvre maligne ou pestilentielle qui fit périr un grand nombre de matelots* », d'où le nom de mal de Siam. Outre la fièvre jaune, Poupée-Desportes traita du paludisme, de l'anémie tropicale, de la cachexie syphilitique et de la cachexie scorbutique, du pian, des diarrhées, des abcès du foie, du tétanos, des fièvres « *qui arrivent aux enfants et des vers auxquels ils sont communément sujets* ». Le troisième volume est intitulé « *Traité ou Abrégé des plantes usuelles de S. Domingue* ».

Poupée Desportes est considéré comme le véritable fondateur de la pathologie exotique au même titre que Bertrand Bajon qui exerçait à Cayenne en 1780. Il était membre correspondant de l'Académie Royale des Sciences.

Jean-Baptiste Christian Fusée-Aublet (1723-1778).

Il est né le 4 novembre 1723 à Salon-de-Provence. Très jeune, il embarqua à Toulon pour aller à Grenade, en Espagne, où il débuta une carrière d'apothicaire botaniste. Il y resta une année, puis suivit à Montpellier les cours de François Boissier de Sauvages (1706-1767), un botaniste ami de Carl Von Linné (1707-1778). Il se rendit ensuite à Paris et rencontra Bernard de Jussieu, un autre botaniste. Il entra au service des hôpitaux des armées de l'infant Dom Philippe d'Espagne (1720-1765). Puis, il se rendit à Paris pour suivre les cours de chimie de Guillaume-François Rouelle (1703-1770), chimiste et apothicaire. Il suivit les cours au Jardin du Roi. Sur proposition du ministre de la Marine, il fut envoyé par la Compagnie des Indes orientales à l'île de France (Ile Maurice actuelle) en 1752 et y demeura neuf années. Il y travailla comme apothicaire, y établit une pharmacie et fournit la Compagnie en médicaments.

Ami de Jean-Jacques Rousseau (1712-1778), Fusée-Aublet entra en conflit avec les colons, en dénonçant la condition des esclaves. En 1761, il affranchit tous ses esclaves et épousa une jeune femme originaire de l'île de France. Il entra également en conflit avec Pierre Poivre au sujet de plants et semences de muscadiers et de girofliers qu'il qualifia de faux et identifia comme *Calaba de Plumier* et *noix d'Arec* ou *noix de bétel*. Les plants de Pierre Poivre ne survécurent pas et celui-ci accusa Fusée-Aublet d'en être responsable.

De retour en France en 1762, il créa un jardin botanique à Salon-de-Provence. Sollicité pour se rendre en Guyane comme apothicaire, il y constitua un herbier considérable[117]. En 1764, il partit pour Saint-Domingue à la demande du Comte d'Estaing (1729-1784), gouverneur de Saint-Domingue de 1764 à 1766. Il enrichit son herbier, rentra à Paris en 1765 et fit vérifier par Bernard de Jussieu les descriptions et les dessins de son herbier, avant de faire paraître son « *Histoire des plantes de la Guiane françoise rangées selon la méthode sexuelle* » en quatre tomes (1775). Joseph Banks (1743-1820), un naturaliste britannique fit l'acquisition illégalement de la majorité de l'herbier, des notes et des dessins. Illégalement, car ils étaient légalement la propriété du Roi de France. Ils sont actuellement conservés dans l'herbier du *British Museum* à Londres. Jean-Jacques Rousseau, ami de Fusée-Aublet, entra en possession d'une autre partie de l'herbier, mais cet herbier ne fut redécouvert qu'en 1953. Il est actuellement conservé au Muséum national d'Histoire Naturelle à Paris.

Fusée-Aubert est décédé à Paris le 6 mai 1778 à l'âge de 54 ans.

---

[117] L'exploration botanique en Guyane française, Allorge L., B. Bordenave et M. Hoff. 123e *Congrès National des Sociétés Historiques & Scientifiques, « Antilles - Guyane 1998, Histoire Naturelle »,* p. 159-172, 2001.

Jean Barthélemy Dazille[118] (1738-1812)

Né la 1er octobre 1738, il entra sur concours dans le corps des chirurgiens de la marine le 20 novembre 1755 et navigua vers les Antilles, la Guyane et les Mascareignes. En 1758, il fit naufrage au Canada. Versé alors dans le cadre des chirurgiens militaires, il fit campagne au Canada sous les ordres de Louis Joseph de Montcalm, lieutenant-général en Nouvelle-France. Le 1er avril 1763, il fut nommé chirurgien-major des colonies de Cayenne et de la province de Guyane. S'étant conduit héroïquement pendant une épidémie, il fut promu chirurgien du Roi à l'île de France (île Maurice). Accusé en 1768 de trafic de drogues pharmaceutiques, il fut destitué par Pierre Poivre qui avait fondé le jardin botanique des Pamplemousses. Dazille fut réhabilité en août 1775 alors que Poivre était à son tour en disgrâce. Il publia en 1776 « *Observations sur les maladies des nègres, leurs causes et les moyens de les prévenir* ». Affecté à Saint-Domingue et placé à la tête des hôpitaux, il prodigua ses soins aux troupes françaises et espagnoles pendant toute la guerre d'indépendance américaine. Il ne revint en France qu'en 1784 et publia au mois de juillet : « *Ses observations générales sur les maladies des climats chauds* ». En 1788, il fit éditer : « *Ses observations sur le tétanos, la santé de la femme enceinte, et sur les hôpitaux d'entre les tropiques* ». Dazille soutint sa thèse à Paris en 1806, en traitant : « *De l'influence de la nuit sur les maladies* ».

Décédé à Paris en juin 1812, il a été inhumé au cimetière de Montmartre. Le discours sur sa tombe fut prononcé par Louis-Elie Moreau de Saint-Méry (1750-1819), historien célèbre pour sa contribution à l'histoire de Saint-Domingue. Dazille était membre correspondant de la Société royale de médecine.

Michel Etienne Descourtilz (1775-1835)

Né près de Pithiviers en 1777, il voyagea à Charleston en Caroline du Sud et à Santiago de Cuba, en 1799, après avoir terminé ses études de médecine. Il arriva à Saint-Domingue le 2 avril 1799 en pleine révolution haïtienne. En possession d'un passeport du général

[118] Brisou B, Sardet M. Dictionnaire des médecins, chirurgiens et pharmaciens de la Marine. *Op.cit.* p. 244.

Toussaint-Louverture, il servit comme médecin au sein des forces de Jean-Jacques Dessalines (1758-1806), lieutenant de Toussaint Louverture.
Médecin botaniste, il constitua des collections de plantes venant pour la plupart d'une zone située de Port-au-Prince au Cap-Haïtien et le long de la Petite-Rivière de l'Artibonite, le plus long fleuve d'Haïti. Ses collections et ses dessins ont été détruits au cours de la Révolution. Retourné en France en 1803, il travailla dans un hôpital à Beaumont et présida la Société linnéenne à Paris. La Société linnéenne avait été fondée le 28 décembre 1787 et était rapidement entrée en conflit avec l'Académie des Sciences qui lui reprochait de ne se consacrer qu'à la défense d'une seule théorie et d'un seul auteur, Carl Von Linné. La Société linnéenne de Paris entra en sommeil dès 1789. En 1790, elle put renaître sous le nom de Société d'Histoire Naturelle de Paris et continua à se réunir jusqu'en 1798. Elle revit le jour le 28 décembre 1821, notamment à l'initiative de Georges Frédéric Cuvier (1773-1838), zoologiste et paléontologue. Elle disparut à nouveau vers 1835 et réapparut le 31 août 1866 pour disparaître officiellement en 1922.

Michel Etienne Descourtilz a publié : « *Flore pittoresque et médicale des Antilles ou Histoire naturelle des plantes usuelles des colonies françaises, anglaises, espagnoles et portugaises* » en 1833. Il est décédé Paris en 1835. Il fut également historien de la révolution haïtienne.

Alexandre Moreau de Jonnès [119] (1778-1870)

Ce fut un « touche à tout », à la fois aventurier, militaire, haut-fonctionnaire, statisticien, mais il n'était pas médecin. Il est né à Rennes le 19 mars 1778. À l'âge de 13 ans, il fut enrôlé par Jean-Lambert Tallien (1767-1820) - un révolutionnaire - dans la Garde nationale pour garder Louis XVI (1754-1793), emprisonné aux Tuileries. Sa section était commandée par le marquis de La Fayette (1557-1834). À son poste, il fut témoin de la conspiration des

[119] Lacroix A. La vie de Moreau de Jonnès. *Journal de la société statistique de Paris*, 1933, 74, 143-160.

Chevaliers du poignard[120] et de la journée du 10 août 1792 au cours de laquelle a lieu la prise du palais des Tuileries. En septembre 1791, il repartit à Rennes pour reprendre ses études, mais fut de nouveau appelé en garnison pour lutter contre les insurgés du Morbihan. C'était une guerre civile. Il participa aux combats de Vannes en 1793 entre les paysans révoltés et les républicains. Il fut ensuite affecté comme artilleur sur un bâtiment de la marine, un brick de guerre, le *Papillon*.

À l'âge de seize ans, il fut investi des fonctions de capitaine d'armes. À Toulon, le navire fut pris dans les combats entre royalistes et républicains. Le commandant, un officier de l'ancienne Marine royale, ne voulait pas prendre parti et préféra saborder son navire. Moreau de Jonnès fut affecté à la garde de la poudrière. Lorsque Toulon tomba aux mains des royalistes, une partie de la flotte de guerre se livra aux Britanniques. Puis, Toulon fut assiégée par les troupes françaises républicaines dans lesquelles se distingua Napoléon Bonaparte. La place fut reprise et les Britanniques se retirèrent. Le brik *Papillon* fut remis en état et Alexandre put rejoindre Brest. Il fut affecté sur le *Jemmapes* qui faisait partie de l'escadre de Louis Thomas Villaret-Joyeuse (1747-1812), vice-amiral et André Jeanbon Saint-André (1749-1813), un révolutionnaire, capitane de la marine marchande. Leur mission était de protéger les deux cents navires marchands envoyés aux États-Unis pour ramener du blé en France où régnait la famine. Le 13 prairial de l'an II (1er juin 1794) eut lieu une grande bataille contre l'escadre anglaise de Lord Richard Howe (1726-1799), qui en fut vainqueur, mais les navires marchands français réussissent à passer.

Moreau de Jonnès fut blessé par un éclat de bois, juste au-dessous de l'œil, lequel fut extrait à l'hôpital de Brest, encombré de blessés. Il fut évacué sur l'hôpital de Lesneven où il contracta le « typhus»[121]. Après

[120] Chevaliers du poignard : surnom d'un groupe de royalistes de la Révolution qui tentèrent d'aider Louis XVI lors d'une émeute le 28 février 1791 aux Tuileries.

[121] Typhus traumatique ou infection des blessures de guerre (la pourriture des plaies) dont le chirurgien de marine Alexandre François Ollivier (1790-1844) démontra la contagiosité en s'inoculant lui-même le 17 octobre 1810 du pus prélevé sur une plaie torpide d'un de ses patients. « *Il suffit d'un atome de ce virus déposé sur une parie dénudée, pour être la matière de la contagion* » écrit Ollivier dans « *Traité expérimental du typhus traumatique, gangrène ou pourriture des hôpitaux* » paru en 1822. Il ajoute : « *Pour empêcher le développement du virus gangréneux [...] les chirurgiens attachés au service des salles destinées au traitement des*

sa guérison, il reprit ses études en 1796 et suivit des cours d'anatomie, puis embarqua sur la *Coquille* lors de l'expédition d'Irlande, en décembre 1796.

De retour à Lorient, il fut affecté sur un navire corsaire et arriva aux Antilles. Il va naviguer d'île en île, découvrant les Antilles et particulièrement la Martinique et Saint-Vincent (1795-1796), Saint-Domingue et la Dominique (1801-1805), mais aussi le Venezuela, l'Orénoque et Trinidad. Il rencontra les derniers Indiens Caraïbes de Saint-Vincent, encore libres. Il se battit à leurs côtés lors de leur révolte fomentée par Victor Hugues. Il assista au début de l'insurrection de Saint-Domingue où il sauva la vie de Louis François Delorme (1771-1823), chirurgien en chef de l'amiral Honoré Ganteaume (1775-1818) qui avait amené, en février 1802, les troupes de l'expédition de Saint-Domingue. Delorme lui demanda un jour d'examiner un malade en ajoutant d'un air mystérieux qu'il découvrira en lui « *le type du grand événement qui va mettre fin à l'expédition et à l'espérance de recouvrer jamais la colonie de Saint-Domingue* »[122].
Fait prisonnier par les Britanniques lors de la prise de Fort Desaix en Martinique le 23 février 1809, il fut enfermé cinq ans dans les sinistres pontons de Londres et libéré à la Restauration en 1814. Lors du retour de Napoléon de l'île d'Elbe, il rejoignit l'armée de la Loire.

De retour à Paris, il fut affecté en 1817 au Bureau de la statistique générale de la France, chargé des travaux statistiques et topographiques et servit à ce poste cinq ministres successifs. Il a raconté en 1859 ce que furent ses expéditions militaires et coloniales dans « *Aventures de guerre au temps de la République et du Consulat* » qui est un véritable roman d'aventures. Il y parle des foudroyants épisodes de fièvre jaune aux Antilles. Il dépeint les luttes

---

pourritures d'hôpital devront y consacrer un habit avec lequel ils n'iront point panser les plaies saines [...] se garder de panser un blessé sain avant de s'être lavé les mains à l'eau de savon et de les avoir arrosées de vinaigre camphré ».

[122] Moreau de Jonnès écrit dans *Aventures de guerre au temps de la République et du Consulat* (1859) : « *Le lendemain, ce malade était mort et son corps s'était teint d'une vive couleur d'oranger avec des taches bleuâtres qu'on nomme pétéchies. C'est le premier cas de fièvre jaune que je voyais et le premier qu'on eut observé au Cap depuis notre arrivée. Trois ou quatre jours après, on comptait déjà à l'hôpital vingt hommes atteints du même mal, et qui devaient inévitablement avoir la même fin* ».

colonialesavec l'Angleterre et le massacre des Indiens Caraïbes en 1796 à Saint-Vincent. Il publia en 1840 ses « *Recherches sur l'esclavage colonial et sur les moyens de le supprimer* ». De 1817 à 1823, lors de la première pandémie de choléra asiatique ayant atteint l'Asie du Sud-Est, le Moyen-Orient, l'Afrique de l'Est, la côte méditerranéenne, il étudia les mesures de restrictions à prendre dans les échanges commerciaux et les déplacements de personnes afin de lutter contre l'épidémie[123].

En 1831, il publia un ouvrage concernant la propagation du « *choléra morbus pestilentiel* »[124]. Il s'opposa aux « mandarins » de l'époque, en particulier à François Broussais, qui affirmaient le caractère non contagieux du choléra. Son expérience servit lorsqu'une épidémie de choléra (annexe 6) dévasta la Provence de 1832 à 1835, faisant plus de 100 000 morts

Il a été nommé en 1818 membre du Conseil supérieur de la santé et les ministres de la Guerre et de la Marine ont fait diffuser en 1819 aux administrateurs et aux chefs de Santé des colonies et ports de France la monographie qu'il avait écrite sur la fièvre jaune des Antilles en 1802, et son essai sur l'hygiène militaire en 1817. Il resta membre du Conseil durant vingt ans.
En 1828, il fut nommé au ministère du Commerce où il s'occupa de la statistique, science émergente[125]. Il fut chargé de 1833 à 1851 de la Statistique générale de la France. Ses services produisirent une publication monumentale en 13 volumes. Il décéda le 28 mars 1870 à Paris, âgé de 92 ans.

Il a beaucoup publié, en particulier sur ses recherches statistiques et économiques. En se limitant aux articles « médicaux », on cite :
- *Précis historique sur l'irruption de la fièvre jaune à la Martinique en 1802*, Imprimerie de Migneret, 1816, 16 p.

---

[123] Le Bras J. Le service de santé de la Marine dans la deuxième pandémie de choléra du XIXe siècle. *Bulletin de l'Association Amicale Santé Navale et d'Outre-Mer* 2021, 142, 43-49.

[124] Il écrit : « *La cause (du choléra) est un principe particulier, le même qui l'engendre dans le Bengale : il se propage par l'importation ou par l'infection et, étant donné sa transmissibilité, il appartient aux maladies contagieuses* ».

[125] Lacroix A. La vie de Moreau de Jonnès. *Journal de la société statistique de Paris*, 1933, 74, 143-160.

- *Observations sur les géophages des Antilles*, Imprimerie de Migneret, 1816, 11 p.
- *Monographie du trigonocéphale des Antilles, ou grande vipère fer-de-lance de la Martinique*. Imprimerie de Migneret, 1816, 42 p.
- *Essai sur l'hygiène militaire aux Antilles*, S.1., 1817, 83 p.
- *Monographie historique et médicale de la fièvre jaune aux Antilles et recherches physiologiques sur les lois du développement et de la propagation de cette maladie pestilentielle*[126]. Imprimerie de Migneret, Paris, 1820, 384 p.

Il était membre correspondant de l'Académie des Sciences depuis 1816 et avait été élu membre de l'Académie des sciences morales et politiques en 1849.

Bien que non médecin, Alexandre Moreau de Jonnès est cité dans « *Histoire des médecins et pharmaciens de marine et des colonies* » de Pierre Pluchon, parmi les « *coloniaux qui se sont fait connaître par leurs travaux dès l'Ancien Régime* ». Pour André Dodin (1926-1995), ancien élève de l'École de Santé militaire de Lyon, médecin des troupes coloniales, professeur à l'Institut Pasteur de Paris, Alexandre Moreau de Jonnès est « le premier épidémiologiste moderne ».

C'est au XXe siècle que furent créés les Instituts Pasteur de Martinique, de Guyane française et de Guadeloupe, précédés au début du siècle par des Instituts d'hygiène et de prophylaxie. L'Institut Pasteur de la Martinique a une histoire particulière. En 1908, des cas importés de fièvre jaune en métropole par le paquebot *France* entrainèrent l'envoi d'une mission sur place composée de trois pastoriens Pierre-Louis Simond (1858-1947), Paul Aubert (1872-1923) et Fernand Noc (1875-1924), et la création d'un Institut d'Hygiène et de Prophylaxie par Fernand Noc en 1910.

---

[126] Il écrit : « *Le quinquina paraît être le seul médicament qui puisse arrêter les fièvres intermittentes [...]. Il est digne de remarquer que l'activité des miasmes d'où proviennent les fièvres intermittentes ne s'étend point autant qu'on pouvait le croire au-delà des marais qui en sont le foyer* ».

LA FRANCE AU MEXIQUE (1862-1867)

Le 24 août 1821, par le traité de Cordoba, l'Espagne reconnaissait l'indépendance du Mexique. Entre 1821 et 1850, l'instabilité politique du Mexique aboutit à la succession de cinquante gouvernements. De plus, des troubles séparatistes aboutirent à l'indépendance de plusieurs régions. Les puissances européennes (France, Angleterre et Espagne) prirent alors prétexte du non-remboursement de dettes par le gouvernement mexicain pour envoyer une force expéditionnaire occuper le port de Vera Cruz. En effet, après l'indépendance, les revenus du gouvernement mexicain diminuèrent et ses dépenses augmentèrent et le déficit fut alors couvert par des emprunts sur le marché financier européen. Les Anglais et les Espagnols se retirèrent de l'expédition par la Convention de Soledad de février 1862. C'est ainsi que de 1862 à 1867, pendant six ans, le Mexique fut occupé, en partie, par les seules forces armées françaises.

À l'origine de cette expédition se trouvaient des Mexicains conservateurs présents en Europe qui souhaitaient installer au Mexique un souverain européen catholique, afin de contrebalancer la puissance des jeunes États-Unis protestants. José Manuel Hidalgo y Esnaurrízar (1826-1896) fut l'un d'entre eux. Il fit la connaissance de l'impératrice Eugénie de Montijo (1826-1920), épouse de Napoléon III, qui réussit à intéresser à cette cause son mari. Napoléon III se mit en quête d'un futur souverain en la personne de l'archiduc Maximilien de Habsbourg (1832-1867) qui venait de refuser d'être roi de Grèce. Maximilien hésitait, mais encouragé par sa femme Charlotte de Belgique (1840-1927) fille du roi des Belges Léopold 1er (1790-1865), il finit par accepter de devenir empereur du Mexique. La guerre de Sécession des États-Unis excluait alors toute intervention américaine sur le sol mexicain : la voie était donc libre.

Le 8 janvier 1862, une escadre fut envoyée au Mexique sous le commandement de l'amiral Edmond Jurien de La Gravière (1812-1892). Les négociations avec le président Benito Juárez (1806-1872), président du Mexique de 1861 à 1867, échouèrent. Le général Charles Ferdinand de Lorencez (1814-1892) fut nommé à la tête des troupes françaises qui comprenaient des régiments du département de la guerre et du département de la Marine, soit plus de 6 500 hommes. Une légion belge de 4 000 hommes accompagnait les Français sous le commandement du lieutenant-colonel Alfred Van der Smissen (1823-1895). Le général de Lorencez décida de marcher vers Puebla qui, une fois prise, permettrait d'ouvrir la voie vers la capitale Mexico. Mais les Mexicains repoussèrent les Français le 5 mai. Devant cet échec, Napoléon III envoya un renfort de 26 000 hommes sous le commandement du général Élie-Frédéric Forey (1804-1872) qui débarquèrent en septembre 1862 et commencèrent une deuxième fois le siège de Puebla, qui tomba en mai 1863. L'armée française progressa alors jusqu'à Mexico, d'où Benito Juárez s'était enfui avec le gouvernement mexicain pour se réfugier à El Paso del Norte, à la frontière des États-Unis. En juillet 1863, une « assemblée de notables » du parti conservateur, réunie à Mexico, offrit la couronne impériale à l'archiduc d'Autriche Maximilien de Habsbourg.

L'armée française reçut l'ordre de « pacifier » l'État de Puebla. Mais un obstacle barrait la route, la ville d'Oaxaca, fief du chef républicain Porfirio Díaz (1830-1915). Le général François Achille Bazaine (1811-1888) qui avait remplacé le général Forey, décida de mener les opérations contre cette ville à la fin de l'année 1864. En février 1865, Porfirio Díaz signa la reddition d'Oaxaca. Comme à Mexico, des milliers de soldats mexicains furent faits prisonniers, mais tous ne pouvant être emprisonnés, faute de camps d'internement, ils furent relâchés et rejoignirent leurs unités. Après la prise d'Oaxaca, les militaires Français furent envoyés combattre dans le nord du Mexique, là où les forces de Benito Juárez étaient encore puissantes. Ces dernières menèrent une guérilla à laquelle le corps expéditionnaire n'était pas préparé. Se mit alors en place une contre-guérilla commandée par le colonel Charles-Louis Du Pin (1814-1868). Aidés par des hommes du pays connaissant le terrain sur lequel ils s'aventuraient, ces Français agirent en marge de l'armée régulière.

L'impératrice Charlotte, alarmée par l'évolution de la situation militaire, entreprit un voyage en Europe, mais ses démarches auprès de Napoléon III pour envoyer des renforts restèrent sans effet. Elle perdit peu à peu la raison, en proie à un syndrome de persécution. En avril 1865, la guerre de Sécession des États-Unis prit fin avec la victoire du Nord. Le gouvernement américain massa alors des troupes le long de la frontière avec le Mexique, y apportant armes, munitions et matériel. Sous la pression diplomatique du secrétaire d'État des États-Unis, William Henry Seward (1801-1872), Napoléon III retira ses troupes. La retraite fut menée par Bazaine et Benito Juarez évita tout accrochage avec les Français. En revanche, dans les zones reconquises, les représailles contre les Mexicains compromis dans la collaboration avec l'Empire furent impitoyables. En février 1867, le dernier navire français quittait le Mexique. En juin 1867, l'empereur Maximilien qui avait refusé d'abdiquer se rendit. Condamné à mort, il fut exécuté le 19 juin 1867.

Le 30 avril 1863, une compagnie du 1er bataillon de la Légion Étrangère s'illustra au cours du combat de Camerone qui est désormais commémoré chaque année avec ferveur par les légionnaires. Il est également commémoré par les Mexicains qui reconnaissent sans réserve le courage des légionnaires, qui ne se rendirent que lorsqu'il ne resta plus que six d'entre eux. Le capitaine Jean Danjou (1828-1863) y perdit la vie et y laissa sa main de bois qui fut retrouvée deux ans plus tard par un lieutenant autrichien. Cette main est devenue une relique sacrée pour tous les légionnaires.

Le bilan sanitaire de l'expédition du Mexique a été très lourd. Six mille soldats environ sont morts de maladies. La fièvre jaune a « *dominé entièrement la pathologie du Mexique* ». Elle était « attendue » chaque année vers les mois d'avril-mai. La fièvre jaune a occupé une grande partie de l'activité des médecins militaires de la Marine et de la guerre.

Alfred Léon Michel Vaillant[127] (1835-1904)

Né le 21 septembre 1835 à Fort-Royal, il était chirurgien de 3e classe en 1856 et fit alors une campagne de quarante-deux mois sur les côtes orientales d'Afrique et de Madagascar. Promu chirurgien de 2e classe, il effectua trois fois le voyage au Mexique comme chirurgien-major de l'aviso *Le Forfait,* du 5 juillet 1860 au 6 décembre 1862. Atteint par la fièvre jaune en baie de Sacrificios dans le golfe du Mexique, il en guérit. Débarqué, il servit pendant vingt-huit mois dans les hôpitaux de Saint-Jean-d'Ulloa et de Vera Cruz. Il fut confronté aux épidémies de choléra et surtout de fièvre jaune.

---

[127] Brisou B, Sardet M. Dictionnaire des médecins, chirurgiens et pharmaciens de la Marine. *Op.cit.* p. 792.

Il soutint sa thèse de doctorat à Paris en 1869 sur : « *Notes médico-chirurgicales recueillies à l'hôpital de la marine de Vera Cruz, 1864-1865* ».

Revenant sur son expérience personnelle, il écrit : « *L'état sanitaire du bord était bon* [sur Le Forfait] *et aucune maladie ne se développa tant que durèrent les brises d'été, mais ces brises ayant cessé et fait place à de légères brises d'ouest, survenant le soir, chargées d'une multitude d'insectes, répandant une odeur très appréciable de terre mouillée, et apportant seulement avec elles des nuages pluvieux. La fièvre jaune ne tarda pas à faire son apparition. Je rapprochais naturellement ces deux circonstances* ».

Vaillant établit des correspondances entre le milieu et la maladie, mais de quelle coïncidence s'agit-il ? Fièvre jaune et « insectes » ou fièvre jaune et « nuages pluvieux » ? L'hypothèse que les moustiques interviennent dans le déclenchement de la fièvre jaune avait déjà été formulée par Louis-Daniel Beauperthuy - un médecin français vivant au Venezuela depuis 1838 - qui avait envoyé une communication à l'Académie des Sciences de Paris en 1856. Carlos Finlay (1833-1915), médecin cubain, confirma en 1881 le rôle vecteur d'un moustique du genre *Aedes*.

De nombreux travaux ont été réalisés par les médecins militaires de la Marine et de la guerre à Vera Cruz et on fait l'objet de thèses ou d'articles dans les *Archives de médecine navale* (parues de 1864 à 1889) ou le *Recueil de mémoires de médecine, de chirurgie et de pharmacie militaires* (parues de 1817 à 1882). Ces écrits confirment ce que Dutroulau avait écrit dès 1853, à savoir les différences entre la fièvre pernicieuse (d'origine palustre) et la fièvre jaune. Dutroulau fut l'une des références les plus citées par les médecins de l'expédition du Mexique.

À son retour en France, Vaillant devint prévôt d'anatomie au port de Brest. Très apprécié de ses chefs, il fit en 1870 un séjour à Paris pour préparer le professorat. Mais, la guerre de 1870 déclarée, il rendit son congé et s'engagea dans l'armée de Bretagne. Lorsqu'il revint de l'armée, il présentait un handicap d'une jambe qu'il explique lui-même : « *J'ai les muscles antérieurs de la jambe paralysés depuis le jour où je suis resté dix-sept heures sans boire ni manger, dans la demi-génuflexion, pour panser les blessés qui arrivaient de tous côtés en masse* ».

En 1886, il fut nommé médecin en chef et s'éteignit à Paris le 31 janvier 1904. Sur sa tombe, l'inspecteur général du service de santé, Charles Auffret (1838-1911), dit de lui : « *d'une parfaite droiture, d'une gaieté communicative, d'une conversation spirituelle et attachante, parfois incisive, mais aux pointes émoussées, Vaillant captivait ou séduisait son entourage* ».

Joseph Honoré Bouffier, le médecin-chef de l'hôpital de la marine de Vera-Cruz, fut au cœur de l'épidémie.

Joseph Honoré Bouffier[128] (1821-1898)

Il est né le 20 septembre 1821 à Salliès-Pont dans le Var. Orphelin jeune, il fut élevé par un oncle, Cyprien Bouffier puis fit ses études de médecine à l'École de médecine navale de Toulon. Chirurgien de 3e classe le 12 juillet 1841, il effectua plusieurs embarquements sur la frégate *Andromède* avec campagne à l'île Bourbon, sur l'aviso à vapeur *Sphynx,* puis sur la corvette à vapeur et à roues le *Gassendi* de 1845 à 1850. Il fut nommé chirurgien de 2e classe le 22 juin 1845. Le *Gassendi* quitta la rade de Toulon le 16 octobre 1845 pour celle de Montevideo qu'il atteignit le 28 décembre pour participer aux opérations franco-anglaises contre le général Rojas au Rio de la Plata. Le 24 décembre 1846, le *Gassendi* appareilla pour l'Océanie. Il passa aux Marquises et atteignit la station navale de Tahiti, but de son voyage, le 12 avril 1847, pour effectuer des missions de servitude dans l'ensemble des Établissements français de l'Océanie. Le *Gassendi* quitta Tahiti le 14 décembre 1849, toucha Rio-de-Janeiro le 28 février 1850, passa à Gorée le 12 avril sans accoster pour cause de fièvre jaune et rentra à Toulon le 19 mai 1850. Bouffier fut affecté à Toulon avant de faire campagne sur la frégate *Sibylle* d'avril 1851 à mai 1853. Chirurgien en second, il fut amené à remplacer le chirurgien-major, le chirurgien de 1re classe Gaspard Deville (1812-18..), rapatrié pour raisons médicales.

128 Brisou B, Sardet M. Dictionnaire des médecins, chirurgiens et pharmaciens de la Marine. *Op.cit.* p. 119.

Bouffier soutint sa thèse de doctorat en médecine à Montpellier le 30 mars 1857 sur la « *Relation médico-chirurgicale de la campagne de la corvette à vapeur le Gassendi pendant les années 1845-1846-1847-1848-1849-1850* ».

Le 18 novembre 1853, il fut promu chirurgien de 1re classe et participa à la guerre de Crimée de janvier 1854 à août 1856. Puis, il fut nommé professeur « *d'accouchements, maladie des femmes et des enfants* » à Toulon, après avoir suivi une formation à Paris. Il fut promu médecin principal le 21 juillet 1862 et nommé le 18 octobre de la même année, médecin-chef de l'hôpital de la marine à Véra Cruz au Mexique. Il y resta 21 mois. Il étudia le « *vomito negro, dans ses vicissitudes diverses de bénignité ou de violence à l'hôpital civil de Vera-Cruz* ». Il publia sur les épidémies de fièvre jaune et les maladies de Vera Cruz dans les *Archives de médecine navale* en 1865[129] [130].

À son retour en France, en mai 1864, il fut médecin de la division des équipages de la flotte à Toulon, prit sa retraite le 25 février 1868 et décéda à Toulon le 26 avril 1898.

De nombreux médecins de la marine et de l'armée de terre ont participé à l'expédition militaire du Mexique de 1862 à 1867 et ont lutté contre les épidémies de fièvre jaune. Leur travail sur la fièvre jaune est résumé dans l'article de Claire Fredj[131] paru en 2000 dans la Revue « *Genèses, Sciences sociales et Histoire* ».

[129] Bouffier J.H. Variétés. Note sur les épidémies de fièvre jaune observées à l'hôpital civil de Vera-Cruz depuis 1802. *Archives de médecine navale,* 1864 n°02, pp. 581-582.

[130] Bouffier J.H. Considérations sur les épidémies de fièvre jaune et les maladies de Vera-Cruz (Mexique) pendant la première moitié du dix-neuvième siècle d'après les registres de l'hôpital civil Saint-Sébastien. *Archives de médecine navale*, 1865, n°03, 289-302 et 520-536.

[131] Fredj C. Cerner une épidémie : le travail des médecins militaires sur la fièvre jaune au Mexique en 1862 et 1867. *Genèses*, 2000, 38, 79-104.

CONCLUSION

Ce livre traite du rôle des médecins dans des expéditions aux Amériques qui ont été d'abord des missions de découverte et d'exploration, puis qui ont entraîné des conflits sur mer et sur terre entre les grandes puissances maritimes européennes : la France, la Grande-Bretagne, l'Espagne, le Portugal, mais aussi des guerres sur terre dans les territoires colonisés, comme la guerre à Saint-Domingue en 1801-1802. Les guerres européennes ont également entraîné de nombreuses guerres en Amérique, les territoires changeant de main fréquemment.

Aux Amériques et aux Antilles, la fièvre jaune a représenté, avec le paludisme pernicieux, le plus gros obstacle à la pénétration française. L'expédition de Kourou en 1763 a entraîné une catastrophe sanitaire. L'absence de traitement actif des maladies infectieuses, à l'exception de la quinine dans les fièvres paludéennes en 1623, puis de l'ipéca dans les dysenteries amibiennes en 1836, explique que la plupart des chirurgiens et des pharmaciens étaient avant tout des botanistes ou des explorateurs.

Au XVIIIe siècle, les maladies infectieuses demeuraient un fléau permanent et une cause majeure de décès. La thérapeutique était impuissante contre la variole, la plus meurtrière des maladies infectieuses, mais la prévention par la variolisation, adoptée en 1717, fut mise en œuvre dès 1745 à Saint-Domingue, bien avant la France métropolitaine.

Les maladies infectieuses n'étaient pas la seule cause de mortalité dans le Nouveau Monde. Connu dès le début du XVIe siècle, lors des premiers voyages aux Indes des marins portugais, le scorbut fut, tant sur mer que sur terre, un obstacle à la conquête du Canada, de l'Acadie et de la Louisiane. Il fut surtout, avec les fièvres, une cause majeure de mortalité des esclaves noirs déportés aux Antilles.

Deux médecins ont été les véritables fondateurs de la pathologie exotique aux Amériques, un chirurgien militaire, Bertrand Bajon (1739-1796) en Guyane et un médecin du Roi, Jean-Baptiste Poupée-Desportes (1704-1748) à Saint-Domingue.

Peu des médecins ayant participé aux expéditions entre le XVIIe et le XIXe siècle sont morts au combat. Par contre, beaucoup sont morts de maladies, en particulier du scorbut, du typhus, des fièvres paludéennes et surtout de la fièvre jaune aux Amériques et aux Antilles.

C'est pourquoi nous avons donné, dans les annexes quelques notions, en particulier historiques, sur les principales maladies observées sous les tropiques, lorsqu'elles étaient citées dans le texte.

ANNEXES

Annexe 1 : Brève histoire de la fièvre jaune.

La fièvre jaune a représenté avec le paludisme pernicieux, le plus gros obstacle à la pénétration européenne dans le Nouveau Monde. C'est peu après la découverte de l'Amérique par Christophe Colomb en 1642 que les premières manifestations épidémiques de la fièvre jaune sont apparues et ont frappé durement les premiers établissements européens, donnant l'impression que cette redoutable maladie était d'origine américaine. L'épidémie de Kourou, en Guyane en 1763, celle de l'expédition Leclerc à Saint-Domingue en 1801 en sont des exemples. Mais, dès 1931, Henry Rose Carter (1852-1925), un épidémiologiste américain, a soutenu la thèse inverse. Pour lui, la maladie est d'origine africaine et son arrivée dans les Amériques remonte aux débuts de la Traite des Noirs qui a commencé à Saint-Domingue et à Cuba dès 1501. Actuellement, des arguments historiques, épidémiologiques et de virologie moléculaire font penser que la maladie a bien son origine sur la Côte occidentale d'Afrique[132].

De nombreux travaux ont été consacrés à son étude et marquent les étapes de la connaissance épidémiologique et étiologique de la maladie :

- en 1881, à Cuba, Carlos Finlay (1833-1915) soupçonne le rôle vecteur d'un moustique, *Aedes aegypti,* ce qui fut démontré en 1900 par une mission américaine dirigée par le major Walter Reed (1851-1902), en même temps que sa nature virale était reconnue[133]. Mais, les efforts pour éliminer le moustique vecteur ne firent pas disparaître la maladie.
- en 1932, Fred L. Soper, (1893-1972) au Brésil, expliquait cet échec. À côté de la fièvre jaune urbaine, transmise par *A. aegypti* et alors la seule connue, il existe une fièvre jaune « selvatique » ou « de jungle » purement forestière entretenue dans la canopée par des singes et des

[132] Chastel C. *Les origines de la fièvre jaune*. Méd. Trop. 1998 ; 58 : 59 S-66 S.

[133] Chastel C. *Le centenaire de la découverte du virus de la fièvre jaune et sa transmission par un moustique (Cuba 1900-1901).* Bull Soc Path Exot 2003 ; 96 : 250-256.

moustiques du genre H*aemagogus*, rendant impossible toute éradication définitive de la maladie. C'est encore le cas actuellement.
- en 1932, à la suite des travaux d'Andrew Watson Sellards (1889-1941) et de Jean Laigret (1893-1966), qui inoculèrent la maladie à un singe asiatique[134], le *Macacus Rhesus*, ce qui permit d'isoler le virus amaril, de ceux de Max Theiler[135] (1899-1972), qui l'inocula à la souris, le vaccin français de l'Institut Pasteur de Dakar, vaccin neurotrope, fut mis au point. En 1937, le vaccin pantotrope (à pouvoir viscérotrope et neurotrope) sur embryon de poulet de la Fondation Rockefeller 17D, fut mis au point et reste, de nos jours, le seul utilisé.
Ces vaccina ont permis une prévention efficace de la Fièvre jaune.
La Fièvre jaune continue à sévir dans une vaste zone géographique intéressant l'Amérique et l'Afrique tropicales. L'Asie et le Pacifique sont restés indemnes de Fièvre jaune, alors que le moustique *Aedes aegypti y* est largement répandu.

En Europe, les dernières épidémies ont intéressé la péninsule ibérique, à Cadix (1730-1830), à Barcelone (1821), à Lisbonne (1857).

Annexe 2 : Brève histoire du paludisme.

L'histoire des fièvres paludéennes débute avec Hippocrate qui décrivit les fièvres tierces et les fièvres quartes au Ve siècle av J.-C. Ces fièvres sont rattachées aux marais. Le mot malaria vient de l'italien « *mal aria* » ou mauvais air, le mot paludisme du latin « *palus* » qui signifie marais[136].
La malaria a infesté durant des siècles de vastes régions d'Europe, sévissant dans toutes les régions marécageuses. Depuis la mort d'Alexandre le Grand (356-323 av. J.-C.) , roi de Macédoine, due à un accès pernicieux, la malaria a été décrite comme un fléau majeur dans toutes les armées en campagne lors des grandes expansions vers l'Orient, l'Afrique et les Amériques[137].

---

[134] Sellards A.W., Laigret J. Vaccination de l'homme contre la fièvre jaune. *C.R. Acad. Sci.* Paris 1932 ; 194 : 1609-1611.
[135] Theiler M., Smith H.H. The use of yellow fever virus modified by *in vitro* cultivation for human immunization. *J. Exp. Med.* 1937; 65 : 787-800.
[136] Dodin A, Rhodain F, Dodin F. *Mal Air, Malaria, Paludisme.* London, Tropical Pathology Society, 1992, 128 p.
[137] Blanc F. Histoire des maladies exotiques. In *Histoire de la Médecine, de la Pharmacie, de l'Art Dentaire et de l'Art Vétérinaire,* tome VIII, pp. 217-256. Albin

En 1620, au Pérou, des Jésuites espagnols guérissaient des fièvres intermittentes par une décoction de l'écorce d'un arbre : le kina-kina (quinquina). La Comtesse de Chinchon, Ana de Osono (1599-1625), épouse du vice-roi du Pérou, sujette aux accès de fièvre, prit du quinquina et guérit. On donne à cette médication le nom de cinchona, ou poudre des jésuites, ou poudre de la comtesse. Les Jésuites de Lima introduisent la poudre de quinquina en Europe à Séville et à Rome en 1623. La fièvre des marais sévissait alors en Europe et les grands de ce monde en étaient atteints. Le cardinal de Richelieu (1585-1642), ministre d'État de Louis XIII (1601-1643) était en proie à des accès fébriles au siège de La Rochelle en 1626. il écrit : « *La fièvre ardente des marais m'assaille sans cesse et m'oblige à ne sortir qu'en litière* ».

Le XIXe siècle fut le siècle des grandes découvertes en matière du traitement du paludisme[138] :

- en 1820, Pierre Joseph Pelletier (1788-1842) et Joseph Bienaimé Caventou (1795-1877) de la Faculté de Pharmacie de Paris, isolèrent l'alcaloïde actif du quinquina : la quinine, qui sera pendant 100 ans le seul médicament actif ;
- en 1834, à Bône en Algérie, François Maillot (1804-1894) prescrivait des doses « massives » de quinine dans le traitement des fièvres : 2 à 3 g/j, alors que la dose classique était de 0,6 g d'alcaloïde actif ;
- pendant la guerre d'indépendance des États-Unis d'Amérique (1861-1865), une prophylaxie par la quinine était prescrite dans les unités appelées à occuper des postes très insalubres ;
- en 1880, Alphonse Laveran (1845-1922) à Constantine en Algérie découvrit l'agent du paludisme : l'hématozoaire ou plasmodium. Avec le traité de Laveran sur les fièvres palustres en 1884, le terme « paludisme » désignant à la fois la maladie et l'attribution aux « miasmes » du marais s'imposera ;
- en 1897, Ronald Ross (1857-1932), médecin de l'Armée des Indes, prouva à Bangalore, ville du sud de l'Inde, la responsabilité d'un moustique dans la transmission, la lutte antivectorielle s'imposant alors comme une des bases de la prophylaxie.

Michel, Robert Laffon, Tchou éditeurs, Paris, 1980.

[138] Charmot G. Histoire du développement des antipaludiques. *Rev. Prat.* (Paris), 1997 ; 47 : 244-248.

La mise au point de colorations permettra de décrire trois espèces de plasmodium de 1885 à 1895, à la suite des travaux de Ettore Marchiafava (1847-1935) et de Camillo Golgi (1843-1926) en Italie : *Plasmodim falciparum*, l'hématozoaire qui tue, responsable des fièvres tierces malignes, *P. vivax* responsable des fièvres tierces bénignes, *P. malariae* responsable des fièvres quartes.
À la fin du XIXe siècle, tous les acteurs épidémiologiques du paludisme étaient connus : l'environnement insalubre, l'homme réservoir de parasites, le moustique (l'anophèle femelle) responsable de la transmission, l'homme malade victime du paludisme. La quinine, pour le traitement et la prophylaxie, la moustiquaire, pour la prophylaxie, sont les deux moyens de lutte efficaces.

Annexe 3 : Brève histoire de l'amibiase.

C'est sur un critère thérapeutique, l'action de l'ipéca, que l'amibiase a été « séparée » des syndromes dysentériques et diarrhéiques sévissant particulièrement dans les pays tropicaux. L'action de l'ipéca, plante du Brésil, a été connue à la fin du XVIe siècle.
Fedor Loesch (1840-1903) en 1875, à Saint-Pétersbourg, découvrit et décrivit dans des ulcérations du colon un protozoaire mobile à qui il donna le nom d'*Amoeba coli*. Plus tard, Robert Koch (1843-1910), puis Stephanos Kartulis (1852- ?), à Alexandrie, établirent le rôle pathogène de l'amibe. Lelsh et Keiner en 1889 affirmèrent la relation entre la dysenterie des pays chauds et l'abcès tropical du foie. En 1891, Councilman (1854-1933) et Lafleur (1863-1939) donnèrent à l'amibe le nom d'*Amoeba dysenteriae*. En 1903, l'amibe responsable de la dysenterie fut nommée par Schaudinn *Entamoeba histolytica*. E.L. Walker et A.W. Sellards montrèrent en 1913 que les infections à *E. histolytica* ne conduisent pas nécessairement à une amibiase invasive. En 1925, Emile Brumpt (1877-1951) suggéra l'existence de deux espèces d'amibes : une espèce pathogène, *E. histolytica* (Schaudinn, 1903) et une espèce non pathogène *E. dispar* (Brumpt, 1925), ce qui sera confirmé par l'étude des différents zymodèmes, puis, plus récemment, par les techniques en biologie moléculaire[139].

---

[139] Petithory J-C, Brumpt LC, Poujade F. *Entamoeba histolytica* (Schaudinn 1903) et *Entamoeba dispar* E. Brumpt 1925 sont deux espèces différentes. Bull Soc Pathol Exo 1994 ; 87 : 231-237.

En 1912, à Calcutta, Sir Léonard Rogers (1868-1962) identifia l'amibe dans la paroi de « l'abcès des pays chauds » et introduisit en thérapeutique les sels d'émétine, alcaloïde extrait de l'ipéca par Pierre Joseph Pelletier (1788-1842) et François Magendie (1783-1855) en 1817.

Annexe 4 : Brève histoire de la filariose lymphatique.

Il fallut attendre la fin du 1er siècle ap. J.-C. pour entendre parler des filaires, d'abord avec les médecins arabes, Razès (Al-Razi, 865-925) et Avicenne (Ibn-Sina, 980-1037) qui décrivirent la filaire de Médine, une ville d'Arabie saoudite. Puis le médecin hispano-arabe Avenzoar (Ibn-Zohr 1091-1162) décrivit l'éléphantiasis des Arabes, qui était peut-être l'éléphantiasis filarien dû à la filaire de Bancroft[140].
Le XVIIIe siècle fut celui du développement de la parasitologie grâce à l'invention du microscope. Ce fut aussi celui des expéditions tropicales qui permirent la description des parasites observés en Afrique et en Amérique et notamment des nématodes du groupe des filaires. Très spectaculaire, l'éléphantiasis des pays chauds et l'hématurie chyleuse[141] attirèrent l'attention des cliniciens. Plusieurs auteurs, entre 1713 et 1768, décrivirent l'éléphantiasis des membres et du scrotum provoqué par la présence d'une filaire provoquant l'hypertrophie des vaisseaux lymphatiques. Quant à l'hématurie chyleuse ou hématurie graisseuse, caractérisée par l'émission d'urines tantôt blanches comme du chyle, tantôt rouges comme du sang, elle était décrite comme une maladie endémique des pays chauds. Mais l'origine vermineuse de ces manifestations cliniques était ignorée.
En 1862, à Paris, Jean-Nicolas Demarquay (1814-1875), un chirurgien français, avait trouvé dans le liquide d'une hydrocèle chez un jeune homme de La Havane, ce qui semblait être des vers nématodes. Ignorant cette observation, Otto Wucherer (1820-1873), un médecin allemand, trouva ces mêmes vers dans l'urine d'une femme atteinte de chylurie. Timothy Richards Lewis (1841-1886), un médecin britannique, trouva en 1870 de très petits vers à la fois dans les urines chyleuses, dans l'hydrocèle et dans le sang d'un Indien. Il s'agit des

---

[140] Theodorides J. « Histoire de la parasitologie. », In *Histoire de la médecine, de la pharmacie, de l'art dentaire et de l'art vétérinaire.* Tome VIII, pp. 149-175. Albin Michel/Laffont/Tchou, 1977.

[141] Crevaux J. Hématurie chyleuse ou graisseuse des pays chauds. *Archives de médecine navale* 1874 ; 22, 165-178.

microfilaires. Certains des spécimens de Lewis ont été examinés par un zoologiste britannique, George Busk (1807-1886), qui les nomma *Filaria sanguinis hominis.* En 1876, Joseph Bancroft (1836-1893), un chirurgien anglais, découvrit le rôle joué dans l'éléphantiasis par les vers adultes chez des patients ayant des larves dans le sang[142]. Il les envoya à Londres à Thomas Spencer Cobbold (1828-1886), un parasitologue britannique, qui les nomma *Filaria bacncrofti.* Patrick Manson (1844-1922), un médecin britannique, en mettant en évidence des larves de filaires chez le moustique, établit en 1878 le rôle des moustiques dans la transmission de ce ver, puis découvrit en 1879 la périodicité nocturne avec un grand nombre de microfilaires dans le sang la nuit, ce qui a coïncidé avec les habitudes de piqûre des moustiques. En 1921, un zoologiste et parasitologue français, Léon Gaston Seurat (1872-1949) a créé le genre *Wuchereria* et y place la filaire sous le nom de *Wuchereria bancrofti.*

Annexe 5 - Brève histoire de la variole.

La variole, du latin *variola*, qui signifie *petite pustule,* est l'une des maladies les plus anciennement connues. La momie de Ramsès V, le quatrième pharaon de la XXe dynastie de l'Égypte antique, qui régna de 1150 à 1145 av. J.-C., en garde les stigmates[143]. La variole a exercé ses ravages épidémiques en Chine, en Inde, en Mésopotamie avant de gagner l'Europe. Georges Florent Grégoire (538-594), évêque de Tours, a retracé en 580 l'épidémie qui ravagea les Gaules.

La variole aurait été introduite par les Espagnols dans les Antilles à Saint-Domingue en 1518 par l'équipage d'une caravelle : c'est ce qui est écrit par Bartolome de Las Casas (1474-1566), dominicain, aumônier des conquérants espagnols, qui avait participé, avant d'entrer dans les ordres, à la colonisation des Amériques.

La variole aurait ensuite migré en 1519 vers Porto Rico, Cuba et le Mexique, territoire des Aztèques, puis se serait propagée vers 1525 au sud chez les Incas. La population andine fut anéantie.

---

142 Azèma Mazaé. *Traité de la lymphangite endémique des pays chauds.* Typographie de Gabriel et Gaston Lahuppe, 1878-1879, Saint Denis de La Réunion, 145 p.

143 Micoud M. Les Maladies Infectieuses. In *Histoire de la Médecine, de la Pharmacie, de l'Art Dentaire et de l'Art Vétérinaire.* Albin Michel/Laffont/Tchou 1979, pp. 251-301.

Les colons britanniques, français et hollandais introduisirent plus tard la variole en Amérique du Nord en 1617-1618.
La variole fut isolée des autres maladies éruptives par Thomas Sydenham (1624-1689), célèbre médecin anglais, qui publia en 1682 « *Dissertatio epistolaris* » qui traite de la variole confluente, après que le non moins célèbre médecin arabe Abu Bakr Mohammad Ibn Zakariya al-Razi, dit Rhazès (865-925) ait distingué nettement la variole de la rougeole. Voltaire (1694-1778), rescapé de la variole à l'âge de 29 ans, déclara en 1727 que « sur cent personnes dans le monde, soixante au moins ont la petite vérole ». La variole était appelée « petite vérole » en opposition à la syphilis, la « grosse vérole ». Elle se transmettait de personne à personne par voie respiratoire et par contact cutané.

La lutte contre la variole a comporté plusieurs périodes : la période de variolisation importée en Occident au début du XVIIIe siècle, puis celle de la vaccination selon la méthode de Jenner en 1798, enfin celle de la campagne mondiale d'éradication de 1958 à 1977 qui entraîna l'éradication totale, déclarée par l'OMS le 8 mai 1980.

C'est Jean-Baptiste Bobe-Moreau (1761-1849), un chirurgien de marine[144], ancien élève de l'École de Médecine de Rochefort, professeur de botanique, qui pratiqua en France en 1800 la première vaccination jennerienne. Il publia en 1801 un *Mémoire sur la vaccine* dans lequel il rapporte ses propres expérimentations d'inoculation par la méthode de Jenner.

Annexe 6 : Brève histoire du choléra.

Le syndrome «cholérique» est caractérisé par la survenue brutale d'une diarrhée aqueuse, eau de riz, d'odeur fade, sans glaire ni sang, avec des vomissements abondants «en jet», entraînant une déshydratation rapide et grave. Le choléra a toujours sévi à l'état endémique, mais il restait confiné dans son berceau d'origine, l'Inde[145]. Cette ancienneté se retrouve dans les textes sanskrits du

---

[144] Brisou B, Sardet M. Bobe-Moreau Jean-Baptiste. Dictionnaire des médecins, chirurgiens et pharmaciens de la Marine. *Série historique de la Défense*, 2010, pp 104-106.

[145] Micoud M. Les Maladies Infectieuses. In *Histoire de la Médecine, de la Pharmacie, de l'Art Dentaire et de l'Art Vétérinaire*. Albin Michel/Laffont/Tchou

Sushurata Sambita, un traité de chirurgie datant de 600 av. J-C. Au début du XVIe siècle, la maladie était bien connue des médecins portugais de Goa sur la côte sud-ouest de l'Inde et des médecins hollandais de Batavia, l'ancienne capitale des Indes néerlandaises (actuellement Jakarta, capitale de la République d'Indonésie). Les premières six pandémies ont été relatées par Joseph Désiré Tholozan[146] (1820-1897), premier professeur agrégé de médecine du Val-de-Grâce en 1852, né de parents français à Diego-Garcia, dans ses nombreux articles qu'il a publiés entre 1849 et 1892.

La première pandémie (1817-1824) est née en Inde en 1817, elle a frappé l'Extrême-Orient, l'Afrique orientale et touché l'Asie Mineure en 1823. La deuxième pandémie (1829-1837) est partie du Bengale, a gagné l'Europe (Paris et Londres en 1832), puis a atteint le continent américain, ainsi que les quatre pandémies suivantes.

Ces six pandémies ont donc déferlé successivement au XIXe siècle de 1817 à 1889 causant la mort de dizaines de milliers de personnes en Asie, en Europe et en Amérique. En 1851, une conférence s'est tenue à Paris en 1851, inaugurant l'internationalisation des problèmes de santé publique.

Le vibrion cholérique (*vibrio cholerae*), le vibrion classique, fut isolé par Robert Koch (1843-1910) à Alexandrie en 1883. Conséquence immédiate, des mesures de prophylactiques furent prises qui protégèrent New York lors de l'arrivée d'un navire infesté par le choléra et mis en quarantaine.

La 7e pandémie en cours a débuté en 1961. Elle est due *au vibrio O1 El Tor.* Elle est partie de l'Indonésie, a atteint l'Asie (1962), le Bangladesh et l'Inde (1963-1964), le Moyen-Orient et l'Europe (1965), le continent africain d'est en ouest (1970), l'Amérique latine (1991), Madagascar et les Comores (1998-1999). En 1992 est apparu au Bangladesh un nouveau variant dérivé de *El Tor, Vibrio cholerae O139*, qui est resté cantonné en Asie.

1979, pp. 251-301

[146] Tholozan J.D. *Lieux d'origine ou d'émergence des grandes épidémies cholériques et particulièrement de la pandémie de 1846-1849*, Compte rendu Académie des Sciences, 1892, 115, 455-459.

SOURCES DES ILLUSTRATIONS ET AUTORISATIONS

Les biographies et les photographies des médecins et pharmaciens ont été empruntées, avec l'autorisation de leurs auteurs, au « Dictionnaire des médecins, chirurgiens et pharmaciens de la marine » de Bernard Brisou[147] et Michel Sardet, paru en 2010 et aux « *Devoirs de Mémoire, Association Ceux du Pharo* » de Francis Louis[148], paru en 2018.

Figure 1 : Jean Cochon-Dupuy (domaine public, Wikipedia).

Figure 2 : Carte générale de l'Amérique du Sud (source : gallica.bnf.fr. 1856).

Figure 3 : Jules Nicolas Crevaux (Par Édouard Riou - Bibliothèque nationale de France, Domaine public, https://commons.wikimedia.org/w/index.php?curid=10744533).

Figure 4 : Bonpland (Aimé Goujaud dit) (source : domaine public, https://commons.wikimedia.org/w/index.php?curid=304034).

Figure 5 : Alexandre Le Dantec (Source : https://www.asnom.org/media/Bulletin_138_dantec2.pdf?PHPSESSID=e2d56c9c0601fef4af906f9dc9d476fc).

Figure 6 : Carte générale de l'Amérique du Nord (source :gallica.bnf.fr.1856)

Figure 7 : Carte de la Nouvelle France (Leclerc Jacques. « Nouvelle-France » dans L'aménagement linguistique dans le monde, Université Laval, http://www.axl.cefan.ulaval.ca)

Figure 8 : Dominique Jean Larrey (Par Anne-Louis Girodet - The Yorck Project (2002) 10.000 Meisterwerke der Malerei (DVD-ROM), distributed by DIRECTMEDIA Publishing GmbH. ISBN :

[147] Brisou B, Sardet M. *Op. cit.*
[148] Louis F *Op. cit.*

3936122202., Domaine public, https://commons.wikimedia.org/w/index.php?curid=151806

Figure 9 : Alfred Le Roy de Méricourt (Gravure du docteur de Méricourt, membre de l'Académie. Source : Paris Descartes. Gravure de Pierre Petit (1831-1909), domaine public).

Figure 10 : Léon Charles Albert Calmette ((Source : Wikipedia. Reproduction d'une photographie. Wellcome M0018697.jpg).

Figure 11 : Carte de l'Acadie avec le fort de Louisbourg (Leclerc Jacques. « La colonie française de l'Acadie » dans L'aménagement linguistique dans le monde, Université Laval, http://www.axl.cefan.ulaval.ca

Figure 12 : Plan de Louisbourg et de ses batteries d'artillerie en 1751. (Archives nationales d'outre-mer (FR ANOM 3 DFC 228B).

Figure13 : Le Canada vers 1660 (Leclerc Jacques. « Canada vers 1660 » dans L'aménagement linguistique dans le monde, Université Laval, http://www.axl.cefan.ulaval.ca).

Figure 14 : Louis Hébert (dessin Kevin Gaüzère, 2021).

Figure 15 : Buste de Jeanne Mance à Montréal (photo : Kevin Gaüzère, 2021).

Figure 16 : Le testament de Jeanne Mance (Source : Centre d'archives de Montréal. Bibliothèque et Archives nationales du Québec, Fonds Bénigne Basset dit Deslauriers, CN601,S17,D928. Domaine public).

Figure 17 : Michel Sarrazin (Portrait du médecin et chercheur naturaliste canadien-français Michel Sarrazin (1659-1734) sur un tableau du peintre français Pierre Mignard, aujourd'hui au Musée Stewart du fort de l'Île Sainte-Hélène (Wikipedia).

Figure 18 : Carte de la Louisiane vers 1730 (Leclerc Jacques. « Le Territoire de la Louisiane » dans L'aménagement linguistique dans le monde, Université Laval, http://www.axl.cefan.ulaval.ca).

Figure 19 : Carte des États-Unis d'Amérique à la fin du XVIIIe siècle (Leclerc Jacques. « La Louisiane espagnole, la Floride et les États-Unis d'Amérique en 1774 et 1783 » dans L'aménagement linguistique dans le monde, Université Laval, http://www.axl.cefan.ulaval.ca).

Figure 20 : Jean François Coste (Source Wikipedia : Stipple engraving by A. Tardieu after h Wellcome V0001313 (cropped).jpg / https://wellcomeimages.org/indexplus/obf_images/c5/95/df98842cd733b032e2dfcb307f56.jpgGallery.

Figure 21 : Carte des Grandes et des Petites Antilles (Leclerc Jacques. « Grandes et Petites Antilles » dans L'aménagement linguistique dans le monde, Université Laval, http://www.axl.cefan.ulaval.ca).

Figure 22 : Le commerce triangulaire européen (Figure extraite de « La Traite des Noirs au Siècle des Lumières ». Présentation par Isabelle et Jean-Louis Vissière. Éditions A.M. Métailé, Paris, 1982, page 13. Accord écrit des Éditions Métailé).

Figure 23 : Alexandre Olivier Exquemelin (Buste d'Alexandre Olivier Exquemelin dans le jardin des personnalités à Honfleur. (source Wikipedia : Büste des Schriftstellers Alexandre Olivier Exquemelin (um 1645 bis um 1707) im Jardin des Personnalités in Honfleur).

Figure 24 : Jean-Édouard Fos de Laborde (source : BnF Gallica)

Figure 25 : Portrait de Pierre Lefort (croquis d'illustration d'après le buste sculpté par Fidèle Sporer en 1900 pour le Monument à Pierre Lefort de Mers-les-Bains - Wikipedia).

Figure26 : Portrait d'Alexis Miquel (collection Pierre Aubry)

Figure 27 : Pierre Jean Marcellin Brassac (Archives de l'école principale du service de santé de la Marine).

REMERCIEMENTS

Les auteurs tiennent à remercier pour leurs contributions à cet ouvrage, ses camarades de l'École de Santé Navale à Bordeaux et de l'École du Pharo de Marseille : Michel Sardet, Francis Louis, André Borgomano, Jean-Pierre Cohat, Pierre Delahodde, Louis-Armand Héraut, Joël Le Bras, Jean-Louis Lesbordes, Yves Ramiara, Jacques Martin, Jean-Louis Sarthou, Yves Buisson, Jean-Louis Bussière.

Ainsi que : Julie Escoffier-Aubry, Arnaud Allègre-Aubry, Christian Domengeau-Viguerie, Kevin Gaüzère.

Un remerciement tout particulier à Rémy Dufour pour les illustrations de couverture réalisées par son ancêtre Georges Dufour.

Les auteurs remercient également : Jacques Leclerc ; Jérôme van Wijland, conservateur en chef de la bibliothèque de l'Académie Nationale de Médecine ; les Archives nationales d'outre-mer ; Michaël Davy du CeRis de l'Institut Pasteur qui leur ont permis de reproduire certains documents et cartes

Enfin, cet ouvrage n'aurait jamais pu être mis entre vos mains sans la confiance renouvelée des éditions l'Harmattan en la qualité de nos écrits et celle, en particulier, du docteur Xavier Riaud, écrivain et directeur de la collection *Médecine à travers les siècles.* Nous remercions également Perrine Fourgeaud, des éditions l'Harmattan, pour son aide précieuse.

TABLE DES FIGURES

Des mêmes auteurs

Médecins et expéditions coloniales françaises au XIXe siècle (Afrique noire et Madagascar). P. Aubry avec la collaboration de B-A. Gaüzère. Éditions L'Harmattan 2020.

Jean et Charles-Guillaume Viguerie et la chirurgie toulousaine aux XVIIIe et XIXe siècles. P. Aubry avec la collaboration de B-A. Gaüzère. Éditions l'Harmattan, 2018.

Médecin conchyliologue et océan Indopacifique. P. Aubry avec la collaboration de B-A. Gaüzère. Éditions l'Harmattan, 2018.

Histoire de la médecine à l'île Bourbon – La Réunion. B.-A. Gaüzère, P. Aubry. Éditions l'Harmattan, 2017. Tome 1 : De la découverte de l'île à nos jours.

Histoire de la médecine à l'île Bourbon – La Réunion. B.-A. Gaüzère, P. Aubry. Éditions l'Harmattan, 2017. Tome 2 : Histoire des maladies.

Passeport santé pour l'Afrique. P. Aubry, B.-A. Gaüzère. Éditions Universitaires Européennes, 2015.

Histoire des eaux thermales à La Réunion (Cilaos, Hell-Bourg, Mafate, Bras Cabot). B.-A. Gaüzère, P. Aubry. Éditions Azalées, 2012.

Splendeurs et dangers de la faune marine. P. Aubry, B.-A. Gaüzère. Éditions Xavier Montauban, Paris, 2010.

Passeport santé pour le grand océan Indien. B-A. Gaüzère, P. Aubry. Éditions Azalées. 2006, Réunion.

Le chik, le choc, le chèque. B.-A. Gaüzère, P. Aubry. Éditions Azalées. 2006, Réunion.

Cas cliniques en Médecine Tropicale. Aubry P., Touze J.E. La Duraulié édit., mars 1990.

Les agrégés du Pharo. Thérapeutique en Médecine Tropicale. Diffusion Générale de Librairie, édit, 1986, Marseille.

B-A. Gaüzère, P. Aubry. Site internet d'enseignement de la médecine tropicale depuis 2002 www.medecinetropicale.com

Structures éditoriales du groupe L'Harmattan

L'Harmattan Italie
Via degli Artisti, 15
10124 Torino
harmattan.italia@gmail.com

L'Harmattan Hongrie
Kossuth l. u. 14-16.
1053 Budapest
harmattan@harmattan.hu

L'Harmattan Sénégal
10 VDN en face Mermoz
BP 45034 Dakar-Fann
senharmattan@gmail.com

L'Harmattan Cameroun
TSINGA/FECAFOOT
BP 11486 Yaoundé
inkoukam@gmail.com

L'Harmattan Burkina Faso
Achille Somé – tengnule@hotmail.fr

L'Harmattan Guinée
Almamya, rue KA 028 OKB Agency
BP 3470 Conakry
harmattanguinee@yahoo.fr

L'Harmattan RDC
185, avenue Nyangwe
Commune de Lingwala – Kinshasa
matangilamusadila@yahoo.fr

L'Harmattan Congo
67, boulevard Denis-Sassou-N'Guesso
BP 2874 Brazzaville
harmattan.congo@yahoo.fr

L'Harmattan Mali
ACI 2000 - Immeuble Mgr Jean Marie Cisse
Bureau 10
BP 145 Bamako-Mali
mali@harmattan.fr

L'Harmattan Togo
Djidjole – Lomé
Maison Amela
face EPP BATOME
ddamela@aol.com

L'Harmattan Côte d'Ivoire
Résidence Karl – Cité des Arts
Abidjan-Cocody
03 BP 1588 Abidjan
espace_harmattan.ci@hotmail.fr

Nos librairies en France

Librairie internationale
16, rue des Écoles
75005 Paris
librairie.internationale@harmattan.fr
01 40 46 79 11
www.librairieharmattan.com

Librairie des savoirs
21, rue des Écoles
75005 Paris
librairie.sh@harmattan.fr
01 46 34 13 71
www.librairieharmattansh.com

Librairie Le Lucernaire
53, rue Notre-Dame-des-Champs
75006 Paris
librairie@lucernaire.fr
01 42 22 67 13

www.ingramcontent.com/pod-product-compliance
Lightning Source LLC
LaVergne TN
LVHW021209061026
849535LV00008B/2652
* 9 7 8 2 3 4 3 2 4 7 7 7 9 *